药学专业知识（二）

临考冲刺模拟试卷（一）

一、**最佳选择题**（每题1分，共40题，共40分）下列每小题的四个选项中，只有一项是最符合题意的正确答案，多选、错选或不选均不得分。

1. 在痛风急性期，应禁用的抗痛风药是（　　）
   A. 秋水仙碱　　　　　　B. 别嘌呤
   C. 布洛芬　　　　　　　D. 舒林酸
   E. 泼尼松

2. 可促进γ-氨基丁酸（GABA）合成的抗癫痫药是（　　）
   A. 卡马西平　　　　　　B. 苯妥英钠
   C. 地西泮　　　　　　　D. 苯巴比妥
   E. 丙戊酸钠

3. 酰胺醇类抗菌药物包括氯霉素及甲砜霉素，其中氯霉素不可用于（　　）
   A. 伤寒和副伤寒　　　　B. 严重沙门菌属感染合并败血症
   C. 敏感菌所致的尿路感染　D. 脑脓肿
   E. 立克次体感染

4. 法莫替丁的禁忌证是（　　）
   A. 严重肾功能不全　　　B. 胃食管反流病
   C. 卓-艾综合征　　　　D. 应激性溃疡
   E. 上消化道出血

5. 属于短效苯二氮䓬类的药物是（　　）
   A. 三唑仑　　　　　　　B. 艾司唑仑
   C. 劳拉西泮　　　　　　D. 替马西泮
   E. 氟西泮

6. 老年人对苯二氮䓬类药较为敏感，用药后可致平衡功能失调，觉醒后可发生步履蹒跚、思维迟缓等症状，在临床上被称为（　　）
   A. 震颤麻痹综合征　　　B. 老年期痴呆
   C. "宿醉"现象　　　　　D. 戒断综合征
   E. 锥体外系反应

7. 临床上治疗蛔虫病的药物有多种，但不包含（　　）
   A. 哌嗪　　　　　　　　B. 噻嘧啶
   C. 阿苯达唑　　　　　　D. 甲苯咪唑
   E. 吡喹酮

8. 下列药品中，属于酰胺类的脑功能改善及抗记忆障碍药物是（   ）
   A. 吡拉西坦   B. 胞磷胆碱
   C. 利斯的明   D. 多奈哌齐
   E. 石杉碱甲

9. 李女士来到药房咨询，主诉最近服用下列某种药品后体重有所增加，药师确认可能增加体重的药品是（   ）
   A. 辛伐他汀   B. 二甲双胍
   C. 米氮平   D. 硝酸甘油
   E. 阿司匹林

10. 用于低分子肝素过量时解救的药品是（   ）
    A. 氨甲环酸   B. 酚磺乙胺
    C. 维生素 K_1 D. 鱼精蛋白
    E. 血凝酶

11. 曲妥珠单抗的适应证是（   ）
    A. 人表皮生长因子受体-2（HER-2）过度表达的乳腺癌
    B. 晚期恶性黑色素瘤
    C. 表皮生长因子受体（EGFR）基因突变阴性的转移性非小细胞肺癌
    D. 转移性结直肠癌
    E. 复发或耐药的滤泡性中央型淋巴瘤

12. 某些慢性疾病使用泼尼松长期治疗，为减少外源性激素对下丘脑-垂体-肾上腺皮质轴的抑制，推荐的给药时间是（   ）
    A. 上午8时左右   B. 中午12时左右
    C. 下午4时左右   D. 晚餐前
    E. 睡前

13. 下列雌激素中，口服效价很低的是（   ）
    A. 炔诺酮   B. 炔雌醇
    C. 雌二醇   D. 尼尔雌醇
    E. 己烯雌酚

14. 治疗因出血性胃炎引起的上消化道出血的药物是（   ）
    A. 麻黄碱   B. 多巴胺
    C. 多巴酚丁胺   D. 肾上腺素
    E. 法莫替丁

15. 下列强心苷类药物中，主要经肝脏代谢的是（   ）
    A. 地高辛   B. 毒毛花苷K
    C. 毛花苷丙   D. 洋地黄毒苷
    E. 去乙酰毛花苷

16. H_2受体阻断药临床主要用于（   ）
    A. 止吐   B. 镇静

C. 抗过敏　　　　　　　　　　D. 治疗晕动病

E. 抑制胃酸分泌

17. 噻替哌的适应证不包括(　　)
    A. 乳腺癌　　　　　　　　　　B. 肺癌
    C. 卵巢癌　　　　　　　　　　D. 膀胱癌
    E. 胃肠道肿瘤

18. 地高辛的转运蛋白是(　　)
    A. 多药耐药相关蛋白（MRP）　　B. 肺耐药相关蛋白（LRP）
    C. 乳腺癌耐药蛋白（BCRP）　　 D. p糖蛋白（P-gp）
    E. 寡肽转运蛋白（PEPT）

19. 可增强肝细胞膜的防御能力，起到稳定、保护和修复细胞膜作用的药物是(　　)
    A. 门冬氨酸钾镁　　　　　　　B. 多烯磷脂酰胆碱
    C. 葡醛内酯　　　　　　　　　D. 异甘草酸镁
    E. 联苯双酯

20. 不属于左炔诺孕酮所致不良反应的是(　　)
    A. 恶心　　　　　　　　　　　B. 低钙血症
    C. 类早孕反应　　　　　　　　D. 月经失调
    E. 体重增加

21. NSAID 药物最为常见的不良反应是(　　)
    A. 胃肠道反应　　　　　　　　B. 肾功能不全
    C. 肝坏死　　　　　　　　　　D. 哮喘
    E. 过敏反应

22. 以下属于水杨酸类代表药的是(　　)
    A. 阿司匹林　　　　　　　　　B. 乙酰氨基酚
    C. 吲哚美辛　　　　　　　　　D. 双氯芬酸
    E. 布洛芬

23. 以下麻醉性镇痛药中，阿片生物碱的代表药为(　　)
    A. 双氢可待因　　　　　　　　B. 丁丙诺啡
    C. 氢吗啡酮　　　　　　　　　D. 羟吗啡酮
    E. 可待因

24. 可用于治疗绦虫感染的药物是(　　)
    A. 林旦　　　　　　　　　　　B. 氯硝柳胺
    C. 哌嗪　　　　　　　　　　　D. 甲硝唑
    E. 环吡酮胺

25. 通过竞争性抑制 α-葡萄糖苷酶的活性，减慢淀粉等多糖分解为双糖和单糖，延缓单糖的吸收，降低餐后血糖峰值的药物是(　　)
    A. 吡格列酮　　　　　　　　　B. 伏格列波糖
    C. 瑞格列奈　　　　　　　　　D. 门冬胰岛素

E. 格列吡嗪

26. 属于短效型强心苷的药物是( )
    A. 地高辛   B. 洋地黄毒苷
    C. 毛花苷丙   D. 去乙酰毛花苷
    E. 毒毛花苷 K

27. 服用后可能导致口味中有氨味，舌苔、大便呈黑色的药物是( )
    A. 奥美拉唑   B. 硫糖铝
    C. 枸橼酸铋钾   D. 西咪替丁
    E. 泮托拉唑

28. 关于非那雄胺作用特点的说法，错误的是( )
    A. 易引起直立性低血压
    B. 可抑制酮在前列腺内转化为双氢睾酮
    C. 能降低血清前列腺特异性抗原（PSA）水平
    D. 小剂量可促进头发生长，用于治疗素源性脱发
    E. 起效缓慢

29. 下列药物中，属于非二氢吡啶类钙通道阻滞剂药物的是( )
    A. 硝苯地平   B. 尼莫地平
    C. 维拉帕米   D. 氨氯地平
    E. 左氨氯地平

30. 下列选项中，主要用于控制疟疾复发和传播的药物是( )
    A. 青蒿素   B. 氯喹
    C. 伯氨喹   D. 奎宁
    E. 乙胺嘧啶

31. 可使血小板内环磷腺苷（cAMP）浓度增高而产生抗血小板作用的药品是( )
    A. 阿司匹林   B. 氯吡格雷
    C. 双嘧达莫   D. 替罗非班
    E. 噻氯匹定

32. 患者来药店购买双歧杆菌三联活菌制剂，药师应该交待的使用注意事项错误的是( )
    A. 置于冰箱中冷藏保存   B. 与抗酸剂分开服用
    C. 宜用热水送服   D. 不宜与抗菌药物同时服用
    E. 可混于温牛奶中服用

33. 日剂量超过1g时，可致金鸡纳反应的药物是( )
    A. 伯氨喹   B. 乙胺嘧啶
    C. 奎宁   D. 蒿甲醚
    E. 青蒿素

34. 属于肝药酶诱导剂，与华法林合用会减弱后者抗凝作用的药物是( )
    A. 氯苯那敏   B. 唑吡坦

C. 丙戊酸钠 D. 苯妥英钠
E. 佐匹克隆

35. 患者，男，45 岁。初始诊断肾病综合征合并严重肝功能不全，宜选用的糖皮质激素是（ ）
   A. 氟替卡松 B. 泼尼松
   C. 可的松 D. 泼尼松龙
   E. 布地奈德

36. 目前使用的最强的一类利尿药物是（ ）
   A. 袢利尿剂 B. 噻嗪类利尿剂
   C. 留钾利尿剂 D. 碳酸酐酶抑制剂
   E. 磷酸二酯酶抑制剂

37. 目前常用抑制尿酸合成的药物是（ ）
   A. 别嘌醇 B. 非索布坦
   C. 秋水仙碱 D. 丙磺舒
   E. 苯溴马隆

38. 骨髓增生低下及肝肾功能中重度不全者禁用（ ）
   A. 非索布坦 B. 秋水仙碱
   C. 丙磺舒 D. 别嘌醇
   E. 苯溴马隆

39. 镇咳作用强，为可待因 2~4 倍的药物是（ ）
   A. 喷托维林 B. 苯丙哌林
   C. 可待因 D. 右美沙芬
   E. 福尔可定

40. 下列药物中，属于外周性镇咳药的是（ ）
   A. 可待因 B. 福尔可定
   C. 喷托维林 D. 右美沙芬
   E. 苯丙哌林

二、配伍选择题（每题 1 分，共 60 题，共 60 分）题目分为若干组，每组题目对应同一组备选项，备选项可重复选用，也可不选用。每题只有 1 个备选项最符合题意。

A. 布美他尼 B. 呋塞米
C. 依他尼酸 D. 托拉塞米
E. 螺内酯

41. 长期应用可引起血钾升高和男性乳房发育的药物是（ ）
42. 属于高效利尿剂，耳毒性低，适用于有听力缺陷及急性肾衰竭患者的药物是（ ）
43. 不具有磺酰胺基结构，更容易引起耳毒性的药物是（ ）

A. 头孢氨苄　　　　　　　　　B. 头孢哌酮
C. 头孢吡肟　　　　　　　　　D. 头孢拉定
E. 头孢呋辛

44. 属于第二代头孢菌素的药物是（　　）
45. 属于第三代头孢菌素的药物是（　　）
46. 属于第四代头孢菌素的药物是（　　）

A. 阿司匹林　　　　　　　　　B. 塞来昔布
C. 吲哚美辛　　　　　　　　　D. 对乙酰氨基酚
E. 布洛芬

47. 对环氧化酶2（COX-2）具有高选择性的药物是（　　）
48. 消化道溃疡和胃肠道出血高风险患者可以选用，但禁用于有心肌梗死病史患者的药物是（　　）
49. 主要用于解热镇痛，但几乎没有抗炎作用的药物是（　　）

A. 枸橼酸铋钾　　　　　　　　B. 米索前列醇
C. 兰索拉唑　　　　　　　　　D. 铝碳酸镁
E. 泮托拉唑

50. 餐后1~2小时、睡前或胃部不适时服用的抗酸剂是（　　）
51. 在体内主要经CYP3A4代谢的质子泵抑制剂是（　　）

A. 唑吡坦　　　　　　　　　　B. 艾司佐匹克隆
C. 异戊巴比妥　　　　　　　　D. 地西泮
E. 苯巴比妥

52. 属于苯二氮䓬类镇静催眠药，血浆蛋白结合率较高，在体内主要经肾脏排泄的药物是（　　）
53. 仅具有镇静催眠作用，而无抗焦虑、肌肉松弛和抗惊厥等作用的药物是（　　）
54. 属于巴比妥类药物，口服后容易从胃肠道吸收，药物进入脑组织后出现中枢抑制作用慢的药物是（　　）
55. 属于巴比妥类药物，口服后容易从胃肠道吸收，药物进入脑组织后出现中枢抑制作用快的药物是（　　）

A. 保钾利尿剂　　　　　　　　B. 钾盐
C. 锂盐　　　　　　　　　　　D. 厄贝沙坦
E. 螺内酯

56. 血管紧张素转换酶抑制剂（ACEI）应避免与（　　）联合应用。
57. ACEI与（　　）联合应用时，可能导致进一步的肾功能损害。
58. ACEI与（　　）联用，可加重ACEI引起的高钾血症。

59. ACEI 与( )合用对严重心力衰竭治疗有益。
60. 血管紧张素Ⅱ受体阻断剂和( )合用，锂的排泄可能会减少。

   A. 青霉素　　　　　　　　B. 氯霉素
   C. 四环素　　　　　　　　D. 多西环素
   E. 诺氟沙星

61. 用药后可发生严重的过敏反应，如过敏性休克的药物是( )
62. 在妊娠期，尤其是妊娠末期或分娩期不宜应用，易发生"灰婴综合征"的药物是( )
63. 可沉积在牙齿和骨中造成牙齿黄染的药物是( )
64. 应用本品时可能发生耐药菌的过度繁殖的药物是( )

   A. 甲氧氯普胺　　　　　　B. 多潘立酮
   C. 莫沙必利　　　　　　　D. 昂丹司琼
   E. 阿瑞吡坦

65. 属于中枢和外周多巴胺 D_2 受体阻断剂，具有镇吐、刺激泌乳素释放的促胃肠动力药是( )
66. 属于外周多巴胺受体阻断剂，直接阻断胃肠道多巴胺 D_2 受体的促胃肠动力药是( )
67. 属于选择性 $5-HT_4$ 受体激动剂，促进乙酰胆碱释放的促胃肠动药是( )

   A. 甲氧氯普胺　　　　　　B. 维生素 B_6
   C. 托烷司琼　　　　　　　D. 阿瑞吡坦
   E. 西咪替丁

68. 属于神经激肽-1受体阻断剂的止吐药是( )
69. 属于多巴胺受体阻断剂的止吐药是( )
70. 属于 $5-HT_3$ 受体阻断剂的止吐药是( )

   A. 丁丙诺啡　　　　　　　B. 芬太尼
   C. 美沙酮　　　　　　　　D. 喷他佐辛
   E. 左啡诺

71. 合成阿片类镇痛药中，属于苯哌啶类的药物是( )
72. 合成阿片类镇痛药中，属于二苯甲烷类的药物是( )
73. 合成阿片类镇痛药中，属于吗啡烷类的药物是( )
74. 合成阿片类镇痛药中，属于苯并吗啡烷类的药物是( )

   A. 甲氨蝶呤　　　　　　　B. 曲妥珠单抗
   C. 长春新碱　　　　　　　D. 环磷酰胺
   E. 巯嘌呤

75. 与别嘌醇存在药物相互作用，合用时需减量的药物是(　　)
76. 急性白血病患者接受化疗期间出现了手指、足趾麻木及腱反射迟钝等不良反应，最有可能导致上述症状的药物是(　　)

　　A. 克林霉素　　　　　　　　B. 磺胺甲噁唑
　　C. 左氧氟沙星　　　　　　　D. 头孢呋辛
　　E. 米诺环素

77. 可引起心脏Q-T间期延长的药物是(　　)
78. 服药期间须大量饮水，防止发生结晶尿的药物是(　　)

　　A. 甲硝唑　　　　　　　　　B. 伯氨喹
　　C. 奎宁　　　　　　　　　　D. 青蒿素
　　E. 磺胺嘧啶

79. 临床作为控制复发和阻止疟疾传播的首选药物是(　　)
80. 对红外期无效，长疗程可根治恶性疟的药物是(　　)
81. 对疟原虫红内期有强大且快速的杀灭作用的药物是(　　)
82. 抗阿米巴原虫的药物是(　　)
83. (　　)可与乙胺嘧啶联合，用于预防和治疗耐氯喹的脑型疟疾。

　　A. 甘油　　　　　　　　　　B. 伊托必利
　　C. 乳果糖　　　　　　　　　D. 比沙可啶
　　E. 欧车前

84. 属于容积性泻药的是(　　)
85. 属于渗透性泻药的是(　　)
86. 属于刺激性泻药的是(　　)

　　A. 氨基己酸　　　　　　　　B. 人纤维蛋白
　　C. 甲萘氢醌　　　　　　　　D. 艾曲泊帕乙醇胺
　　E. 卡络磺钠

87. 属于维生素K类药物的是(　　)
88. 属于凝血因子的药物是(　　)
89. 属于抗纤维蛋白溶解药的是(　　)
90. 属于促血小板生成药的是(　　)

　　A. 低精蛋白锌胰岛素
　　B. 预混胰岛素类似物（预混门冬胰岛素30）
　　C. 甘精胰岛素
　　D. 预混胰岛素（30R）

E. 赖脯胰岛素

91. 皮下注射后 10~15 分钟内起效，主要用于控制餐后血糖的胰岛素或胰岛素类似物是（　　）
92. 含有 30% 短效胰岛素的药物是（　　）
93. 属于长效胰岛素类似物的药物是（　　）

    A. 第一代头孢菌素　　　　　　　　B. 第二代头孢菌素
    C. 第三代头孢菌素　　　　　　　　D. 第四代头孢菌素
    E. 第五代头孢菌素

94. 对肾脏有一定的毒性，与氨基糖苷类抗菌药物或强利尿剂合用毒性增加的是（　　）
95. 适用于严重革兰阴性及敏感阳性菌的感染、病原未明感染的经验性治疗及院内感染的是（　　）
96. 用于敏感菌引起的菌血症、肺炎、皮肤和软组织感染及尿路感染的是（　　）

    A. 毛果芸香碱　　　　　　　　　　B. 甘露醇
    C. 乙酰唑胺　　　　　　　　　　　D. 噻吗洛尔
    E. 布林佐胺

97. 属于 β 受体阻断剂的降低眼压药是（　　）
98. 属于碳酸酐酶抑制剂的降低眼压药是（　　）

    A. 沙美特罗　　　　　　　　　　　B. 沙丁胺醇
    C. 多索茶碱　　　　　　　　　　　D. 布地奈德
    E. 异丙托溴铵

99. 属于长效 $β_2$ 受体激动剂的平喘药是（　　）
100. 具有强效抗胆碱（M 受体）作用的平喘药是（　　）

三、综合分析选择题（每题 1 分，共 10 题，共 10 分）题目分为若干组，每组题目基于同一个临床情景病例、实例或案例的背景信息逐题展开。每题的备选项中，只有 1 个最符合题意。

患者，女，55 岁。踝关节疼痛半月余。入院后查体：大致正常。辅助检查：尿蛋白（+），血肌酐 156μmol/L，血尿酸 650μmol/L，其余无明显异常。医院诊断为高尿酸血症、慢性肾脏病。治疗用药为：别嘌醇片 100mg，口服，3 次/日；碳酸氢钠片 0.5g，口服，3 次/日；肾炎康复片 1 片，吸入，2 次/日。

101. 该患者应使用（　　）缓解痛风急性发作。
    A. 秋水仙碱　　　　　　　　　　　B. 丙磺舒
    C. 水杨酸钠　　　　　　　　　　　D. 别嘌醇
    E. 阿司匹林

102. 患者服用碳酸氢钠片的作用是（   ）
    A. 促进尿酸分解、排泄　　　　B. 中和胃酸，利于药物吸收
    C. 预防痛风结石形成　　　　　D. 碱化尿液，防止尿酸沉积
    E. 碱化尿液，保持尿道通畅，防止形成肾结石

103. 以下选项中，关于别嘌醇的不良反应，叙述不正确的是（   ）
    A. 剥脱性皮炎　　　　　　　　B. 血小板计数减少
    C. 痛风急性发作　　　　　　　D. 尿频
    E. 间质性肾炎

104. 别嘌醇用于治疗痛风时的用药时机为（   ）
    A. 痛风发作急性期
    B. 急性发作终止至少两周后
    C. 痛风急性炎症症状还未完全消失时
    D. 关节炎症完全消失4周以上
    E. 与痛风发作无关，痛风急性发作期和缓解期均可使用

患者，女，55岁。临床诊断为2型糖尿病。目前药物治疗方案如下：

药物	给药途径	用量	用法
二甲双胍片	Po	500mg	Bid
阿卡波糖片	Po	50mg	Tid

105. 关于本病例患者服用二甲双胍注意事项的说法，错误的是（   ）
    A. 可能出现的不良反应有腹痛、腹泻、腹胀
    B. 服药期间不要饮酒，以免引起低血糖
    C. 对肾脏有一定损害
    D. 用药期间应定期检查空腹血糖
    E. 避免与碘造影剂合用

106. 阿卡波糖最适宜的服用时间是（   ）
    A. 餐前半小时　　　　　　　　B. 餐时
    C. 餐后半小时　　　　　　　　D. 餐后1小时
    E. 餐后2小时

107. 该患者联合用药过程中，除监测血糖之外，还应重点监测的安全性指标是（   ）
    A. 血压　　　　　　　　　　　B. 血脂
    C. 心功能　　　　　　　　　　D. 肺功能
    E. 肾功能

患者，女性，56岁。间断性感到上腹部饱胀、恶心1年余。患者在1年前曾无明显诱因出现恶心、上腹饱胀感，后自行服用胃药（具体不详）治疗后症状好转。在两个月前患者上述症状再次发作。查体：上腹部无反跳痛，有轻微压痛。胃镜、腹部B超检查未见明

显异常。诊断为功能性消化不良。治疗用药：枸橼酸莫沙必利片，5mg，口服，3次/日。

108. 莫沙必利的作用机制是（　　）
   A. 外周多巴胺 D_2 受体阻断剂
   B. 外周多巴胺 D_2 受体激动剂
   C. 选择性 $5-HT_4$ 受体阻断剂
   D. 中枢性和外周性多巴胺 D_2 受体阻断剂
   E. 选择性 $5-HT_4$ 受体激动剂

109. 下列选项中，关于莫沙必利的不良反应，叙述不正确的是（　　）
   A. 腹痛
   B. 口干
   C. 酸性粒细胞增多
   D. 三酰甘油升高
   E. 心动过速

110. 下列不属于促胃肠动力药的是（　　）
   A. 甲氧氯普胺
   B. 多潘立酮
   C. 莫沙必利
   D. 伊托必利
   E. 胰酶

四、多项选择题（每题1分，共10题，共10分）下列每小题的备选答案中，有两个或两个以上符合题意的正确答案，多选、少选、错选、不选均不得分。

111. 关于抗前列腺增生药物药理作用和临床应用的说法，正确的有（　　）
   A. $α_1$ 受体阻滞剂坦洛新不能减小前列腺的体积，也不影响血清前列腺特异抗原（PSA）的水平
   B. $α_1$ 受体阻滞剂特拉唑嗪不良反应有直立性低血压
   C. $5α$ - 还原酶抑制剂非那雄胺可以缩小前列腺的体积
   D. $5α$ - 还原酶抑制剂非那雄胺通常服药6个月后才能获得最大疗效
   E. $5α$ - 还原酶抑制剂非那雄胺可导致性欲减退，勃起功能障碍

112. 质子泵抑制剂（PPI）的作用特点有（　　）
   A. 遇酸会快速分解，口服给药必须用肠溶剂型
   B. 在体内均经过肝脏细胞色素 P450 酶代谢
   C. 注射剂型中加入氢氧化钠是为了螯合金属离子，增强其稳定性
   D. 对质子泵的抑制作用是可逆的
   E. 单次抑酸作用可维持12小时以上

113. 大环内酯类抗菌药物的共同特点为（　　）
   A. 低浓度时为抑菌剂
   B. 易通过血脑屏障
   C. 高浓度时为杀菌剂
   D. 时间依赖型
   E. 大部分以原形从尿中排泄，无肝肠循环

114. 所有 β 受体阻断剂在（　　）上作用相同。
   A. 治疗抗心律失常
   B. 治疗心肌缺血
   C. 药物之间在 β 受体选择性

D. 药物之间在内在的拟交感活性
E. 药物之间在血管扩张作用以及膜稳定性

115. 下列选项中哪些药物与红霉素合用产生药理性拮抗作用(　　)
   A. 林可霉素　　　　　　　　B. 氯霉素
   C. 链霉素　　　　　　　　　D. 四环素
   E. 万古霉素

116. 属于溶栓药的有(　　)
   A. 重组链激酶　　　　　　　B. 尿激酶
   C. 瑞替普酶　　　　　　　　D. 纤维蛋白酶
   E. 替奈普酶

117. 缓解轻、中度急性哮喘症状的首选药为(　　)
   A. 福莫特罗　　　　　　　　B. 沙美特罗
   C. 丙卡特罗　　　　　　　　D. 沙丁胺醇
   E. 特布他林

118. 吡喹酮适用于(　　)
   A. 血吸虫病　　　　　　　　B. 华支睾吸虫病
   C. 肺吸虫病　　　　　　　　D. 弓形虫病
   E. 肠蛔虫病

119. 属于抗血小板药品有(　　)
   A. 氯吡格雷　　　　　　　　B. 双嘧达莫
   C. 替罗非班　　　　　　　　D. 华法林
   E. 阿司匹林

120. 氨基糖苷类抗菌药物对(　　)的抗菌作用较差。
   A. 淋病奈瑟菌　　　　　　　B. 脑膜炎奈瑟菌
   C. 产气荚膜梭菌　　　　　　D. 金黄色葡萄球菌
   E. 结核分枝杆菌

模拟试卷(一)参考答案及解析

一、最佳选择题

1.【试题答案】 B

【试题解析】本题考查要点是"抗痛风药别嘌呤"。别嘌呤必须在痛风性关节炎的急性炎症症状消失后（一般在发作后两周左右）方开始应用。因此，本题的正确答案为B。

2.【试题答案】 E

【试题解析】本题考查要点是"抗癫痫药的临床用药评价"。丙戊酸钠可增加脑内GABA的浓度，目前无证实对GABA-α受体产生任何直接影响，但对GABA-β受体的突触前作用可能增加GABA的释放。抑制神经末梢的GABA-T，也可能增加突触前GABA水平。此外，丙戊酸钠可能通过激活GAD而增加GABA的合成。因此，本题的正确答案为E。

3．【试题答案】 C

【试题解析】 本题考查要点是"氯霉素、甲砜霉素的适应证"。氯霉素的适应证：①伤寒和副伤寒。②严重沙门菌属感染合并败血症。③耐氨苄西林的 B 型流感嗜血杆菌脑膜炎或对青霉素过敏患者的肺炎链球菌、脑膜炎奈瑟菌脑膜炎，敏感的革兰阴性杆菌脑膜炎。④需氧菌和厌氧菌混合感染的脑脓肿。⑤严重厌氧菌（如脆弱拟杆菌）所致感染，累及中枢神经系统者，与氨基糖苷类抗生素或其他抗需氧菌药合用治疗腹腔感染和盆腔感染，以控制需氧菌和厌氧菌感染。⑥立克次体感染：氯霉素可用于 Q 热、洛矶山斑点热、地方性斑疹伤寒等。因此，本题的正确答案为 C。

4．【试题答案】 A

【试题解析】 本题考查要点是"法莫替丁的临床应用注意"。严重肾功能不全者禁用法莫替丁。因此，本题的正确答案为 A。

5．【试题答案】 A

【试题解析】 本题考查要点是"苯二氮䓬类药物的分类"。通常用于治疗失眠的苯二氮䓬类药物包括三唑仑、艾司唑仑、劳拉西泮、替马西泮、氟西泮和夸西泮。这些药物之间的主要区别是作用持续时间。三唑仑是短效药，艾司唑仑、劳拉西泮和替马西泮是中效药，氟西泮和夸西泮是长效药。因此，本题的正确答案为 A。

6．【试题答案】 C

【试题解析】 本题考查要点是"苯二氮䓬类的宿醉现象"。老年患者对苯二氮䓬类药物较敏感，静脉注射更易出现呼吸抑制、低血压、心动过缓甚至心跳停止。用药后可致人体的平衡功能失调，尤其是老年人对作用于中枢系统疾病的药物反应较为敏感，服用本类药后可产生过度镇静、肌肉松弛作用，觉醒后可发生震颤、思维迟缓、运动障碍、认知功能障碍、步履蹒跚、肌无力等"宿醉"现象，极易跌倒和受伤。因此，本题的正确答案为 C。

7．【试题答案】 E

【试题解析】 本题考查要点是"抗蛔虫药"。哌嗪用于肠蛔虫病、蛔虫所致的不全性肠梗阻和胆道蛔虫症绞痛的缓解期，也可用于蛲虫感染。噻嘧啶用于蛔虫、钩虫、蛲虫或混合感染。阿苯达唑用于蛔虫病、蛲虫病、钩虫病。甲苯咪唑用于治疗蛲虫、蛔虫、鞭虫、十二指肠钩虫、粪类圆线虫和绦虫单独感染及混合感染。吡喹酮适用于各种血吸虫病、华支睾吸虫病、肺吸虫病、姜片虫病及绦虫病和囊虫病。因此，本题的正确答案为 E。

8．【试题答案】 A

【试题解析】 本题考查要点是"脑功能改善及抗记忆障碍药"。脑功能改善及抗记忆障碍药包括：酰胺类中枢兴奋药、乙酰胆碱酯酶抑制剂和其他类。其中酰胺类中枢兴奋药可作用于大脑皮质，激活、保护和修复神经细胞，促进大脑对磷脂和氨基酸的利用，增加大脑蛋白合成，改善各种类型的脑缺氧和脑损伤，提高记忆和学习能力。同时本类药物可促进突触前膜对胆碱的再吸收，影响胆碱能神经元兴奋传递，促进乙酰胆碱合成。代表药有：吡拉西坦、茴拉西坦、奥拉西坦。因此，本题的正确答案为 A。

9. 【试题答案】 C

【试题解析】本题考查要点是"药品的不良反应"。米氮平的不良反应常见体重增加、困倦；严重不良反应有急性骨髓功能抑制；少见体位性低血压、震颤、肌痉挛、肝脏氨基转移酶 AST 及 ALT 升高、皮疹等。因此，本题的正确答案为 C。

10. 【试题答案】 D

【试题解析】本题考查要点是"鱼精蛋白的作用"。鱼精蛋白能中和肝素的作用。当临床情况（如出血）需要逆转肝素化时，可通过缓慢输注硫酸鱼精蛋白（1%溶液）中和肝素钠。1mg 硫酸鱼精蛋白可中和约 100U 肝素。随着肝素的代谢，所需的鱼精蛋白量会随着时间减少。鱼精蛋白也能部分中和 LMWHs，但解救 LMWHs 的效果不如解救普通肝素过量有效。因此，本题的正确答案为 D。

11. 【试题答案】 A

【试题解析】本题考查要点是"曲妥珠单抗适应证"。曲妥珠单抗主要用于人表皮生长因子受体－2 过度表达的转移性乳腺癌，联合紫杉烷类药治疗未接受过化疗的转移性乳腺癌。因此，本题的正确答案为 A。

12. 【试题答案】 A

【试题解析】本题考查要点是"肾上腺糖皮质激素的作用特点"。糖皮质激素一般剂量长期疗法：用于结缔组织病、肾病综合征、顽固性支气管哮喘、中心视网膜炎、各种恶性淋巴瘤、淋巴细胞性白血病等。一般开始用泼尼松 10～20mg 或等效的其他糖皮质激素，一日 3 次。产生疗效后，逐渐减至最小维持量，持续数月。对于已用糖皮质激素控制的某些慢性病，可改用隔日给药，即把 48 小时用量，在早晨 8 时一次服用，这样对下丘脑、垂体、肾上腺皮质抑制较轻，不良反应较少。因此，本题的正确答案为 A。

13. 【试题答案】 C

【试题解析】本题考查要点是"雌激素类作用特点"。雌激素可通过皮肤、黏膜、皮下、肌肉等各种途径吸收。雌二醇口服后从胃肠道迅速吸收，由于在肝脏中被破坏而失活，口服效价很低。微粒化雌二醇可口服，但生物利用度很低（仅 2%）。炔雌醇和非甾体雌激素如己烯雌酚在肝脏中代谢较慢，故口服有效。雌激素经酯化后在注射局部吸收缓慢，作用时间较长，在肝脏代谢后，从尿中排出。因此，本题的正确答案为 C。

14. 【试题答案】 E

【试题解析】本题考查要点是"法莫替丁的适应证"。法莫替丁适用于因消化性溃疡、急性应激性溃疡、出血性胃炎引起的上消化道出血；卓－艾综合征；预防应激性溃疡的上消化道出血以及麻醉前给药预防吸入性肺炎。因此，本题的正确答案为 E。

15. 【试题答案】 D

【试题解析】本题考查要点是"主要由肝脏代谢的药物种类"。洋地黄毒苷的起效时间为 1～4 小时，达峰时间为 8～14 小时，半衰期为 7 天以上。本品主要经肝脏代谢，受肾功能影响小，可用于肾功能不全患者。体内消除缓慢，有蓄积性。5 种强心苷类药物的药动学参数显示：地高辛通过肾，少量肝消除；洋地黄毒苷通过肝，少量肾消除；毛花苷丙通过肾消除；去乙酰毛花苷通过肾消除；毒毛花苷 K 通过肾消除。因此，本题的正确答案为 D。

16. 【试题答案】　E

【试题解析】本题考查要点是"H_2受体阻断剂的药理作用与作用机制"。H_2受体阻断剂能竞争性地阻断组胺与胃壁细胞上的 H_2 受体结合，抑制基础胃酸分泌及由组胺和食物刺激后引起的胃酸分泌，降低胃蛋白酶的活性，还能抑制胃蛋白酶的分泌。因此，本题的正确答案为 E。

17. 【试题答案】　B

【试题解析】本题考查要点是"噻替哌的适应证"。噻替哌主要用于乳腺癌、卵巢癌、癌性体腔积液的腔内注射、膀胱癌的局部灌注、胃肠道肿瘤。因此，本题的正确答案为 B。

18. 【试题答案】　D

【试题解析】本题考查要点是"地高辛的转运蛋白"。地高辛与胺碘酮合用血清地高辛浓度增加 70%～100%。地高辛是 P 糖蛋白（P-gp）的底物，P-gp 作为地高辛的转运蛋白，将地高辛转运到细胞外；地高辛的肾脏排泄也是由该蛋白介导。因此，本题的正确答案为 D。

19. 【试题答案】　B

【试题解析】本题考查要点是"多烯磷脂酰胆碱药理作用与机制"。必需磷脂类作为细胞膜的重要组分，特异性地与肝细胞膜结合，促进肝细胞膜再生，协调磷脂和细胞膜功能，降低脂肪浸润，增强细胞膜的防御能力，起到稳定、保护、修复细胞膜的作用。因此，本题的正确答案为 B。

20. 【试题答案】　B

【试题解析】本题考查要点是"左炔诺孕酮的不良反应"。左炔诺孕酮的不良反应偶见轻度恶心、呕吐，一般不需处理。曼月乐放置后，大多数女性的月经模式会发生改变，出血时间延长或不规则出血，月经稀发。硅胶棒主要表现为月经紊乱（月经过频、经期延长、月经稀发、闭经或点滴出血等），类早孕反应（恶心、头晕、乏力、嗜睡等），乳房胀痛，偶见体重增加、血压上升、痤疮、精神抑郁或性欲改变等，个别埋植局部会发生感染。因此，本题的正确答案为 B。

21. 【试题答案】　A

【试题解析】本题考查要点是"非甾体抗炎药（NSAIDs）的典型不良反应"。NSAID 的典型不良反应以胃肠道不良反应最为常见，当 NSAID 在抗炎镇痛（即抑制 COX-2）所需剂量大于抑制 COX-1 时，则出现严重的胃肠道不良反应。因此，本题的正确答案为 A。

22. 【试题答案】　A

【试题解析】本题考查要点是"解热、镇痛、抗炎药（非甾体抗炎药）分类"。解热、镇痛、抗炎药（非甾体抗炎药）可分为非选择性 COX 抑制剂和 COX-2 抑制剂。非选择性 COX 抑制剂包括水杨酸类：阿司匹林、贝诺酯、赖氨匹林；乙酰苯胺类：对乙酰氨基酚；芳基乙酸类：吲哚美辛、双氯芬酸；芳基丙酸类：布洛芬、萘普生；1,2-苯并噻嗪类：吡罗昔康、美洛昔康；吡唑酮类：保泰松；非酸性类：尼美舒利、萘丁美酮。COX-2 抑制剂包括塞来昔布、依托考昔。因此，本题的正确答案为 A。

23. 【试题答案】　E

【试题解析】本题考查要点是"麻醉性镇痛药的分类"。麻醉性镇痛药依来源可分为三类：①阿片生物碱：代表药吗啡、可待因和罂粟碱。②半合成吗啡样镇痛药：如双氢可待因、丁丙诺啡、氢吗啡酮和羟吗啡酮等。③合成阿片类镇痛药：依据化学结构不同可分为四类：苯哌啶类，如芬太尼、舒芬太尼和阿芬太尼等；二苯甲烷类，如美沙酮、右丙氧芬；吗啡烷类，如左啡诺、布托啡诺；苯并吗啡烷类，如喷他佐辛、非那佐辛。因此，本题的正确答案为E。

24. 【试题答案】　B

【试题解析】本题考查要点是"抗肠蠕虫药"。驱绦虫药氯硝柳胺能抑制绦虫细胞内线粒体的氧化磷酸化过程，高浓度时可抑制虫体呼吸并阻断对葡萄糖的摄取，从而使之发生变质。本品对虫卵无杀灭作用。因此，本题的正确答案为B。

25. 【试题答案】　B

【试题解析】本题考查要点是"口服降糖药的作用机制及分类"。国内上市的α-葡萄糖苷酶抑制剂有阿卡波糖、伏格列波糖和米格列醇。α-葡萄糖苷酶抑制剂可在小肠上部通过竞争性抑制双糖类水解酶α-葡萄糖苷酶的活性而减慢淀粉等多糖分解为双糖（如蔗糖）和单糖（如葡萄糖），延缓单糖的吸收，降低餐后血糖峰值。适用于以碳水化合物为主要食物成分和餐后血糖升高的患者。因此，本题的正确答案为B。

26. 【试题答案】　E

【试题解析】本题考查要点是"强心苷类药动学"。毒毛花苷K属于速效强心苷，口服不易吸收，主要采用静脉给药，起效时间（10~15分钟）和作用持续时间（2~3小时）均比去乙酰毛花苷更快，排泄也快。该药在体内不被代谢，以原型药物经肾脏排出，蓄积性低，为速效、短效型强心苷。因此，本题的正确答案为E。

27. 【试题答案】　C

【试题解析】本题考查要点是"枸橼酸铋钾的不良反应"。枸橼酸铋钾可见恶心、呕吐、便秘及腹泻，偶尔有轻度过敏反应。服药期间，口中可能带有氨味并可使舌苔及大便呈灰黑色。因此，本题的正确答案为C。

28. 【试题答案】　A

【试题解析】本题考查要点是"治疗良性前列腺增生症用药"。5α-还原酶抑制剂不会导致直立性低血压，α_1受体阻断剂可导致，选项A错误。雄激素需在5α-还原酶的作用下转化为双氢睾酮（DHT）才能发挥雄激素对前列腺的刺激增生作用，选项B正确。5α-还原酶抑制剂可降低PSA水平，对前列腺体积较大和（或）血清PSA水平较高的患者治疗效果更好，选项C正确。非那雄胺能够促进头发生长，临床上用于治疗男性雄激素性脱发，能促进头发生长并防止继续脱发，选项D正确。5α-还原酶抑制剂的起效时间相对较慢，一般需要用药治疗6~12个月才能获得最大疗效，选项E正确。因此，本题的正确答案为A。

29. 【试题答案】　C

【试题解析】本题考查要点是"钙通道阻滞剂的分类"。选择性的钙通道阻滞剂（CCB）可进一步分为二氢吡啶类CCB和非二氢吡啶类CCB。其中属于二氢吡啶类CCB药物的有硝苯地平、氨氯地平、非洛地平、拉西地平、尼卡地平、尼群地平、西尼地平、马尼地平、贝尼地平；属非二氢吡啶类的药物是地尔硫䓬和维拉帕米。因此，本题的正确答案为C。

30. 【试题答案】　C

【试题解析】本题考查要点是"抗疟药的作用特点"。伯氨喹可杀灭间日疟、三日疟、恶性疟和卵形疟组织期的虫株，尤以间日疟为著，也可杀灭各种疟原虫的配子体，对恶性疟的作用尤强，对红内期虫体的作用很弱，因此不能控制疟疾症状的发作，临床作为控制复发和阻止疟疾传播的首选药。乙胺嘧啶对原发性红细胞外期疟原虫有抑制作用，是较好的病因性预防药。因此，本题的正确答案为C。

31. 【试题答案】　C

【试题解析】本题考查要点是"抗血小板药双嘧达莫"。双嘧达莫通过抑制血小板、上皮细胞和红细胞摄取周围腺苷，局部腺苷浓度增高后，刺激血小板的腺苷酸环化酶，使血小板内环磷酸腺苷（cAMP）增多，血小板聚集受到抑制。目前，双嘧达莫常用于肾病综合征的抗凝治疗。因此，本题的正确答案为C。

32. 【试题答案】　C

【试题解析】本题考查要点是"止泻药"。抗酸药、抗菌药与活菌制剂合用可减弱其疗效，避免同服。双歧杆菌三联活菌口服，1日2次，1次胶囊2～4粒（或散剂2g），重症加倍，饭后半小时温水服用。儿童用药酌减，婴幼儿服用时可将胶囊内药粉用温开水或温牛奶冲服。双歧杆菌三联活菌需要冷藏（2～8℃）。因此，本题的正确答案为C。

33. 【试题答案】　C

【试题解析】本题考查要点是"主要用于控制疟疾症状的抗疟药"。当奎宁或氯喹日剂量超过1g时，可致"金鸡纳"反应。因此，本题的正确答案为C。

34. 【试题答案】　D

【试题解析】本题考查要点是"肝药酶诱导剂"。巴比妥类、苯妥英钠能诱导肝药酶，口服避孕药因可增加血液凝集性，可能削弱VKA的作用。因此，本题的正确答案为D。

35. 【试题答案】　D

【试题解析】本题考查要点是"肾上腺糖皮质激素类药物"。可的松和泼尼松为前药，需在肝内分别转化为氢化可的松和泼尼松龙而生效，故严重肝功能不全者宜选择氢化可的松或泼尼松龙。因此，本题的正确答案为D。

36. 【试题答案】　A

【试题解析】本题考查要点是"袢利尿药"。袢利尿药主要作用于肾小管髓袢升支粗段的髓质和皮质，抑制Na^+和Cl^-的重吸收，是目前使用的最强的一类利尿药物，在临床应用的剂量范围内其利尿作用与剂量呈正相关性。因此，本题的正确答案为A。

37. 【试题答案】　A

【试题解析】本题考查要点是"抗痛风药的分类"。抗痛风药分为抑制粒细胞浸润炎症反应药、促进尿酸排泄药、抑制尿酸生成药、碱化尿液药。其中促进尿酸生成药包括别嘌醇、非布司他。因此，本题的正确答案为 A。

38. 【试题答案】　B

【试题解析】本题考查要点是"抗痛风药的禁忌证"。抗痛风药的禁忌证包括：①妊娠及哺乳期妇女、过敏者禁用。②骨髓增生低下及肝肾功能中重度不全者禁用秋水仙碱。③肾功能不全者，伴有肿瘤的高尿酸血症者，使用细胞毒的抗肿瘤药、放射治疗患者及 2 岁以下儿童禁用丙磺舒。④痛风性关节炎急性发作期，有中、重度肾功能不全或肾结石者禁用苯溴马隆。因此，本题的正确答案为 B。

39. 【试题答案】　B

【试题解析】本题考查要点是"镇咳药的作用特点"。苯丙哌林镇咳作用较强，为可待因的 2~4 倍。无麻醉作用，不抑制呼吸，不引起胆道和十二指肠痉挛，不引起便秘，无成瘾性，未发现耐受性。口服易吸收，服药后 15~20 分钟起效，镇咳作用维持 4~7 小时。因此，本题的正确答案为 B。

40. 【试题答案】　E

【试题解析】本题考查要点是"镇咳药"。苯丙哌林、依普拉酮兼有中枢性和外周性两种镇咳作用，其他选项均为中枢性镇咳药。因此，本题的正确答案为 E。

二、配伍选择题

41~43. 【试题答案】　E、A、C

【试题解析】本组题考查要点是"利尿药"。螺内酯可导致男性乳房女性化，螺内酯与雄激素受体的亲和力高，抑制作用强，因此会对男性用药者产生不良反应（如男性乳房发育、性欲减退等）；高效利尿剂中布美他尼耳毒性低，而依他尼酸更容易引起耳毒性。

44~46. 【试题答案】　E、B、C

【试题解析】本组题考查要点是"头孢菌素类抗菌药物"。第一代头孢菌素：头孢唑林、头孢拉定、头孢硫脒、头孢噻吩、头孢氨苄、头孢羟氨苄；第二代头孢菌素：头孢呋辛、头孢孟多、头孢替安、头孢丙烯、头孢克洛；第三代头孢菌素：头孢曲松、头孢噻肟、头孢地尼、头孢克肟、头孢他啶、头孢唑肟、头孢哌酮、头孢甲肟、头孢匹胺、头孢泊肟、头孢他美；第四代头孢菌素：头孢吡肟、头孢匹罗。

47~49. 【试题答案】　B、B、D

【试题解析】本组题考查要点是"解热、镇痛、抗炎药"。选择性 COX-2 抑制剂：塞来昔布、依托考昔；重度肝损伤者、有心肌梗死病史或脑卒中病史者禁用塞来昔布；对磺胺类药过敏者禁用塞来昔布。对乙酰氨基酚（解热、镇痛首选）几乎无抗炎抗风湿作用。

50~51. 【试题答案】　D、C

【试题解析】本组题考查要点是"治疗酸相关疾病药物"。铝碳酸镁用法用量：口服（嚼服），成人 1 次 0.5~1g，1 日 3 次，餐后 1~2 小时、睡前或胃部不适时服用；治疗胃和十二指肠溃疡时，1 次 1g，1 日 4 次。多数 PPI（奥美拉唑、雷贝拉唑、泮托拉唑、艾司奥美拉唑）主要经肝脏细胞色素 P450 酶系 CYP2C19 代谢，也有例外，如兰索拉唑主要代谢酶是 CYP3A4。

52～55.【试题答案】 D、A、E、C

【试题解析】本组题考查要点是"镇静催眠药的作用特点"。苯二氮䓬类药的血浆蛋白结合率较高，在体内主要经肾脏排泄。此类药物中，半衰期长的有苯二氮䓬类药物如地西泮、氟西泮等，半衰期中等或短的有氯硝西泮、劳拉西泮、阿普唑仑等。γ-氨基丁酸a（GABAa）受体激动剂，如含有咪唑并吡啶结构的唑吡坦，仅具有镇静催眠作用，而无抗焦虑、肌肉松弛和抗惊厥等作用。巴比妥类药物口服后容易从胃肠道吸收，其钠盐的水溶液经肌内注射也易被吸收。吸收后分布至全身组织，其中脑和肝脏内浓度较高。药物进入脑组织的快慢取决于药物的脂溶性，脂溶性高的药物出现中枢抑制作用快，如异戊巴比妥；脂溶性低的药物出现中枢抑制作用慢，如苯巴比妥。巴比妥类药物在体内主要经由肝脏转化和肾脏排出。

56～60.【试题答案】 A、D、B、E、C

【试题解析】本组题考查要点是"肾素-血管紧张素系统抑制药的相互作用"。①与其他抑制血管紧张素Ⅱ及其作用的药物一样，本品与保钾利尿剂、钾盐或含高钾的低盐替代品可加重ACEI引起的高钾血症，故应避免联合。但ACEI与螺内酯合用对严重心力衰竭治疗有益，但需临床紧密监测。②与其他影响锂排泄的药物一样，锂的排泄可能会减少。因此如果锂盐和血管紧张素Ⅱ受体阻断剂合用，应仔细监测血清锂盐水平。③不推荐ACEI类和ARB类药物联合应用，可能导致进一步的肾功能损害，包括可能发生急性肾功能衰竭。两药合用弊大于利。

61～64.【试题答案】 A、B、C、D

【试题解析】本组题考查要点是"抗菌药物"。青霉素类用药后可发生严重的过敏反应，如过敏性休克（Ⅰ型变态反应）。新生儿、哺乳期、妊娠期（尤其妊娠后期）禁用氯霉素，可透过血-胎盘屏障，发生灰婴综合征。四环素类与钙离子形成的螯合物在体内呈黄色，沉积于牙齿和骨中，造成牙齿黄染，并影响胎儿、新生儿和婴幼儿骨骼的正常发育。应用多西环素时可能发生耐药菌的过度繁殖。

65～67.【试题答案】 A、B、C

【试题解析】本组题考查要点是"胃肠动力药药理作用与作用机制"。甲氧氯普胺兼有中枢和外周多巴胺 D_2 受体抑制作用，能抑制中枢催吐化学感受区的多巴胺受体，提高该感受区的阈值，具有较强的中枢性镇吐作用，同时有胃肠道兴奋作用，可促进胃肠蠕动，此外还能刺激泌乳素的释放。多潘立酮是外周性多巴胺受体阻断剂，直接阻断胃肠道多巴胺 D_2 受体及血-脑屏障外的化学感受器触发区的多巴胺受体，促进胃肠蠕动，使张力恢复正常，促进胃排空，增加胃窦和十二指肠运动，协调幽门的收缩，同时抑制恶心、呕吐，并有效地防止胆汁反流，通常也能增强食管的蠕动和食管下端括约肌的张力，但对小肠和结肠平滑肌无明显作用。莫沙必利为选择性 $5-HT_4$ 受体激动剂，通过兴奋胃肠道胆碱能中间神经元及肌间神经丛的 $5-HT_4$ 受体，促进乙酰胆碱的释放，从而增强上消化道（胃和小肠）运动。

68～70.【试题答案】 D、A、C

【试题解析】本组题考查要点是"止吐药的分类"。止吐药可按作用位点进行分类，但需要强调，一些药物可作用于多种受体。按作用位点分类可包括抗胆碱能药物（东莨菪碱），抗组胺药（氯丙嗪、苯海拉明），多巴胺受体阻断剂（甲氧氯普胺、氯丙嗪、氟哌啶醇和氟哌利多），5-羟色胺受体3（5-HT$_3$）拮抗剂（昂丹司琼、格拉司琼、托烷司琼、帕洛诺司琼、雷莫司琼、阿扎司琼），神经激肽（NK-1）受体阻断剂（阿瑞匹坦），糖皮质激素（地塞米松），苯二氮䓬类（拉西泮、阿普唑仑），以及精神疾病药物（奥氮平）。

71～74.【试题答案】　B、C、E、D

【试题解析】本组题考查要点是"麻醉性镇痛药的来源分类"。麻醉性镇痛药依来源可分为三类：①阿片生物碱：代表药吗啡、可待因。②半合成吗啡样镇痛药：如双氢可待因、丁丙诺啡、氢吗啡酮和羟吗啡酮等。③合成阿片类镇痛药：依据化学结构不同可分为四类：苯哌啶类，如芬太尼、舒芬太尼和阿芬太尼等；二苯甲烷类，如美沙酮、右丙氧芬；吗啡烷类，如左啡诺、布托啡诺；苯并吗啡烷类，如喷他佐辛、非那佐辛。选项 A 的"丁丙诺啡"属于半合成吗啡样镇痛药。

75～76.【试题答案】　E、C

【试题解析】本组题考查要点是"抗痛风药和抗肿瘤药"。别嘌醇与抗凝血药如双香豆素等同用时，抗凝血药的效应可加强，应注意调整剂量。与硫唑嘌呤或巯嘌呤同用时，后者的用量一般要减少1/4～1/3。长春新碱典型的不良反应有骨髓抑制、消化道反应、神经毒性（四肢麻木、腱反射消失）和血栓性静脉炎。

77～78.【试题答案】　C、B

【试题解析】本组题考查要点是"抗菌药物的不良反应"。喹诺酮类抗菌药物不良反应有肌肉痛、跟腱炎症和跟腱断裂；血糖紊乱；中枢和精神系统不良反应；心脏毒性（Q-T间期延长和尖端扭转性室性心律失常等）。应用磺胺药期间应多饮水，保持正常尿量，以防结晶尿和结石的发生，必要时亦可服碱化尿液的药物。

79～83.【试题答案】　B、C、D、A、E

【试题解析】本组题考查要点是"抗寄生虫药"。伯氨喹可杀灭间日疟、三日疟、恶性疟和卵形疟组织期的虫株，尤以间日疟为著，也可杀灭各种疟原虫的配子体，对恶性疟的作用尤强，对红内期虫体的作用很弱，因此不能控制疟疾症状的发作，临床作为控制复发和阻止疟疾传播的首选药。青蒿素、双氢青蒿素、蒿甲醚对疟原虫红内期有强大且快速的杀灭作用，能迅速控制临床发作及症状。奎宁对红外期无效，长疗程可根治恶性疟，但对恶性疟的配子体亦无直接作用，故不能中断传播。甲硝唑、替硝唑有抗滴虫和抗阿米巴原虫作用，也广泛地应用于抗厌氧菌感染。磺胺多辛可与乙胺嘧啶联合，用于预防和治疗耐氯喹的脑型疟疾（恶性疟疾）。

84～86.【试题答案】　E、C、D

【试题解析】本组题考查要点是"泻药和便秘治疗药药理作用与作用机制"。刺激性泻药包括比沙可啶、酚酞、蒽醌类药物（如大黄、番泻叶及麻仁丸等中药）和蓖麻油等。渗透性泻药包括聚乙二醇、乳果糖、盐类泻药（如硫酸镁等）。容积性泻药常用药物包括欧车前、聚卡波非钙和麦麸等。伊托必利为促动力药，甘油为润滑性泻药。

87～90.【试题答案】　C、B、A、D

【试题解析】本组题考查要点是"抗出血药分类及常用药品"。①维生素 K 类：维生素

K_1、维生素 K_4、甲萘氢醌、亚硫酸氢钠甲萘醌。②凝血因子：人凝血酶原复合物、人纤维蛋白原、人凝血因子Ⅷ、重组人凝血因子Ⅷ、重组人凝血因子Ⅸ。③蛇毒血凝酶。④抗纤维蛋白溶解药：氨基己酸、氨甲环酸。⑤促血小板生成药：重组人血小板生成素、艾曲泊帕乙醇胺。⑥毛细血管止血药：卡络磺钠、酚磺乙胺。⑦血管硬化剂：聚桂醇。

91～93. 【试题答案】 E、D、C

【试题解析】本组题考查要点是"降血糖药物"。赖脯胰岛素为速效胰岛素制剂，皮下给药，起效时间10～15分钟，峰值时间1.0～1.5小时，作用持续时间4～5小时，餐前10～15分钟给药。精蛋白生物合成人胰岛素（预混30R）的组成为30%短效胰岛素加70%低精蛋白锌胰岛素。长效胰岛素类似物有甘精胰岛素、地特胰岛素、德谷胰岛素。

94～96. 【试题答案】 A、C、D

【试题解析】本组题考查要点是"头孢菌素类抗菌药物的作用特点"。①第一代头孢菌素：对革兰阳性菌包括耐青霉素金黄色葡萄球菌的抗菌作用较第二代略强，显著超过第三代，对革兰阴性杆菌较第二、三代弱；虽对青霉素酶稳定，但对各种β-内酰胺酶稳定性远较第二、三代差，可为革兰阴性菌产生的β-内酰胺酶所破坏；对肾脏有一定的毒性，与氨基糖苷类抗菌药物或强利尿剂合用毒性增加；临床适用于轻中度感染和围手术期的预防性使用。②第二代头孢菌素：对革兰阳性菌的抗菌活性较第一代略差或相仿，对革兰阴性菌的抗菌活性较第一代强，较第三代弱。对多数肠杆菌有相当活性，对厌氧菌有一定作用，但对铜绿假单胞菌无效；对多种β-内酰胺酶较稳定；对肾脏毒性较第一代小；临床可用于革兰阴性和阳性敏感细菌的各种感染和围手术期的预防性使用。③第三代头孢菌素：对革兰阳性菌虽有一定的抗菌活性，但较第一、二代弱，对革兰阴性菌包括肠杆菌、铜绿假单胞菌及厌氧菌如脆弱拟杆菌均有较强的抗菌作用，对流感杆菌、淋球菌具有良好的抗菌活性；对β-内酰胺酶高度稳定；对肾脏基本无毒性；适用于严重革兰阴性及敏感阳性菌的感染、病原未明感染的经验性治疗及院内感染。④第四代头孢菌素：对革兰阳性菌、革兰阴性菌、厌氧菌显示广谱抗菌活性，与第三代相比，增强了抗革兰阳性菌活性，特别是对链球菌、肺炎球菌有很强的活性，抗铜绿假单胞菌、肠杆菌属的作用增强；对β-内酰胺酶稳定；无肾脏毒性；用于敏感菌引起的菌血症、肺炎、皮肤和软组织感染及尿路感染。

97～98. 【试题答案】 D、E

【试题解析】本组题考查要点是"降眼压药的分类"。降眼压药可分为拟胆碱药：毛果芸香碱；β受体阻断剂：噻吗洛尔、倍他洛尔、卡替洛尔、左布诺洛尔、美替洛尔；α_2受体激动剂：溴莫尼定、安普乐定；碳酸酐酶抑制剂：布林佐胺、醋甲唑胺；前列腺素衍生物：拉坦前列素、曲伏前列素、贝美前列素、他氟前列素；复方制剂：拉坦噻吗、曲伏噻吗、贝美素噻吗洛尔、布林佐胺噻吗洛尔。

99～100. 【试题答案】 A、E

【试题解析】本组题考查要点是"平喘药第一亚类β_2受体激动剂的药理作用与临床评价"。长效β_2受体激动剂有福莫特罗、沙美特罗及丙卡特罗，平喘作用维持时间10～12小时。异丙托溴铵具有强效抗胆碱（M受体）作用，对支气管平滑肌有较高的选择性，对呼吸道腺体和心血管系统的作用不明显，对心血管的副作用小，喷吸后无刺激性咳嗽，对平喘、气憋的效果较为明显。

三、综合分析选择题

101.【试题答案】 A

【试题解析】本题考查要点是"抗痛风药的作用特点"。痛风急性期应控制关节炎症和发作，抑制粒细胞浸润和白细胞趋化，减少细胞坏死，缓解疼痛发作，应首选秋水仙碱。秋水仙碱用于痛风的急性期、痛风关节炎急性发作和预防。因此，本题的正确答案为A。

102.【试题答案】 E

【试题解析】本题考查要点是"抗酸药——碳酸氢钠"。痛风早、中期以选择排酸药为主，中、晚期以选择抑酸药或促尿酸分解药为主。碳酸氢钠口服具有调节体内酸碱平衡和碱化尿液的作用，目前口服碳酸氢钠更多作为碱化尿液使用，较少用作抗酸药。服用碳酸氢钠期间宜多饮水，使尿液呈碱性以利于排酸。因此，本题的正确答案为E。

103.【试题答案】 C

【试题解析】本题考查要点是"别嘌醇的典型不良反应"。别嘌醇典型的不良反应有剥脱性皮炎、血小板计数减少、少尿、尿频、间质性肾炎。常见皮疹、过敏、剥脱性皮炎或紫癜性病变、多形性红斑等，偶见脱发，长期服用可出现黄嘌呤肾病和结石。因此，本题的正确答案为C。

104.【试题答案】 B

【试题解析】本题考查要点是"别嘌醇临床应用注意"。别嘌醇必须在痛风性关节炎的急性炎症症状消失后（一般在发作后两周左右）方开始应用。因此，本题的正确答案为B。

105.【试题答案】 C

【试题解析】本题考查要点是"口服降糖药二甲双胍"。二甲双胍避免与含碘造影剂、甲氧氯普胺、罗非昔布合用。不良反应常见腹泻、腹痛、食欲减退、厌食、胃胀、乏力、口苦、金属味、腹部不适；少见味觉异常、大便异常、低血糖反应，少见胸部不适、类流感样症状、心悸、体重减轻等。由于双胍类药增强糖的无氧酵解，抑制肝糖原生成，极罕见乳酸性血症。二甲双胍本身对肾脏没有损害，肝、肾功能正常者长期应用并不增加乳酸酸中毒风险。用药期间应定期检查空腹血糖、尿糖、尿酮体及肝、肾功能。单独接受二甲双胍治疗的患者在正常情况下不会产生低血糖，但与其他降糖药联合使用、饮酒等情况下会出现低血糖。因此，本题的正确答案为C。

106.【试题答案】 B

【试题解析】本题考查要点是"阿卡波糖的用法"。口服：用餐前即刻整片吞服或与前几口食物一起咀嚼服用，剂量因人而异。一般推荐剂量：起始剂量为1次50mg，1日3次。因此，本题的正确答案为B。

107.【试题答案】 E

【试题解析】本题考查要点是"二甲双胍临床应用注意"。二甲双胍用药前后及用药时应注意：①用药期间应定期检查空腹血糖、尿糖、尿酮体及肝、肾功能。②对有维生素 B_{12}

摄入或吸收不足倾向的患者，应每 2~3 年监测 1 次血清维生素 B_{12} 水平。因此，本题的正确答案为 E。

108.【试题答案】 E

【试题解析】本题考查要点是"莫沙必利的药理作用与作用机制"。莫沙必利为选择性 5-HT_4 受体激动剂，通过兴奋胃肠道胆碱能中间神经元及肌间神经丛的 5-HT_4 受体，促进乙酰胆碱的释放，从而增强上消化道（胃和小肠）运动。因此，本题的正确答案为 E。

109.【试题答案】 E

【试题解析】本题考查要点是"莫沙必利的不良反应"。莫沙必利常见不良反应有腹泻、腹痛、稀便、口干、酸性粒细胞增多、三酰甘油升高。因此，本题的正确答案为 E。

110.【试题答案】 E

【试题解析】本题考查要点是"胃肠动力药"。常用促胃肠动力药大多以多巴胺受体或 5 羟色胺受体 4（5-HT_4）为作用靶点。多巴胺受体阻断剂包括多巴胺 D_2 受体阻断剂甲氧氯普胺、外周性多巴胺 D_2 受体阻断剂多潘立酮及既可阻断多巴胺 D_2 受体活性又能抑制乙酰胆碱酯酶活性的伊托必利。5-HT_4 受体激动剂包括莫沙必利、普芦卡必利（国内未上市，便秘治疗药）和因有风险已经撤市的西沙必利（可致 Q-Tc 间期延长）、替加色罗（可增加心血管缺血事件，于 2018 年 10 月国内停止销售）。因此，本题的正确答案为 E。

四、多项选择题

111.【试题答案】 ABCDE

【试题解析】本题考查要点是"α_1 受体阻断药"。α_1 受体阻滞剂适用于需要尽快解决急性症状的患者；会导致直立性低血压、首剂低血压现象；应采取睡前卧位给药。5α-还原酶抑制剂起效慢（一般需要用药治疗 6~12 个月才能获得最大疗效）；能缩小前列腺体积，能降低 PSA（前列腺癌的标志物）水平约 50%；会引起性功能障碍，妊娠期女性应禁止触摸非那雄胺碎片。因此，本题的正确答案为 ABCDE。

112.【试题答案】 ABCE

【试题解析】本题考查要点是"质子泵抑制剂"。PPI 经肝脏细胞色素 P450 酶代谢，对质子泵的抑制作用是不可逆的，单次抑酸作用时间可维持 12 小时以上。PPI 遇酸会快速分解，口服必须采用肠溶剂型，普通肠溶剂型服用时不能咬碎或掰开；PPI 注射剂型都是粉针剂，也都在辅料中添加了氢氧化钠，确保稀释后的溶液 pH 在 9~10 之间，才能保证 PPI 不降解和变色。因此，本题的正确答案为 ABCE。

113.【试题答案】 ACD

【试题解析】本题考查要点是"大环内酯类抗菌药物"。大环内酯类抗菌药物在低浓度时为抑菌剂，高浓度时可有杀菌作用，其对产 β-内酰胺酶的葡萄球菌和耐甲氧西林金黄色葡萄球菌也有一定抗菌活性。大环内酯类药属于时间依赖型。大环内酯类药物广泛分布于除脑组织和脑脊液外的各种组织和体液中，在肝、肾、肺、脾、胆汁中的药物浓度可高于同期血浆药物浓度。因此，本题的正确答案为 ACD。

114. 【试题答案】　　AB

【试题解析】本题考查要点是"β受体阻断剂的药理作用"。β受体阻断剂可减慢窦性节律，减慢心房和房室结的传导，延长房室结的功能性不应期，因此可用于治疗心律失常。所有β受体阻断剂在治疗抗心律失常和心肌缺血上作用相同，但是药物之间在β受体选择性、内在的拟交感活性、血管扩张作用以及膜稳定性上存在差别。因此，本题的正确答案为AB。

115. 【试题答案】　　AB

【试题解析】本题考查要点是"大环内酯类抗菌药物的药物相互作用"。红霉素属大环内酯类抗生素，大环内酯类抗生素通过抑制细菌蛋白质合成发挥抗菌作用。红霉素与氯霉素或林可霉素合用，因竞争药物的结合位点，产生拮抗作用。因此，本题的正确答案为AB。

116. 【试题答案】　　ABCE

【试题解析】本题考查要点是"溶栓药（溶栓酶）"。溶栓药的分类：①非特异性纤溶酶原激活剂：尿激酶、重组链激酶。②人组织纤维蛋白溶酶原激活剂（t-PA）：市售的是阿替普酶，全称是重组人组织纤维蛋白溶酶原激活剂（rt-PA），是DNA重组技术生产的重组t-PA。③t-PA改构体或修饰体：是基于t-PA的结构设计新的分子结构，以期实现更好的靶向性和更长的半衰期，代表药物有瑞替普酶、替奈普酶、拉诺替普酶等。④其他：如国内上市的重组尿激酶原。因此，本题的正确答案为ABCE。

117. 【试题答案】　　DE

【试题解析】本题考查要点是"β_2受体激动剂的临床用药评价"。常用的短效β_2受体激动剂有沙丁胺醇和特布他林，平喘作用维持时间4~6小时，是缓解轻、中度急性哮喘症状的首选药。所以，选项D、E符合题意。选项A、B、C均属于长效β_2受体激动剂，该激动剂的平喘作用维持时间10~12小时。因此，本题的正确答案为DE。

118. 【试题答案】　　ABC

【试题解析】本题考查要点是"吡喹酮适应证"。吡喹酮适用于各种血吸虫病、华支睾吸虫病、肺吸虫病、姜片虫病以及绦虫病和囊虫病。因此，本题的正确答案为ABC。

119. 【试题答案】　　ABCE

【试题解析】本题考查要点是"抗血小板药分类及常用药品"。①血栓素A_2（TXA_2）抑制剂，代表药物阿司匹林。②二磷酸腺苷（ADP）P2Y12受体阻断剂，细分为噻吩并吡啶类（噻氯匹定、氯吡格雷）和非噻吩并吡啶类（替格瑞洛）。③血小板糖蛋白（GP）Ⅱb/Ⅲa受体阻断剂，代表药物替罗非班、依替巴肽。④其他抗血小板药，如双嘧达莫、西洛他唑等。因此，本题的正确答案为ABCE。

120. 【试题答案】　　ABC

【试题解析】本题考查要点是"氨基糖苷类抗菌药物的药理作用"。氨基糖苷类抗菌药物对多种需氧的革兰阴性杆菌具有很强抗菌作用，对革兰阴性球菌如淋病奈瑟菌、脑膜炎奈瑟菌的作用较差，对多数革兰阳性菌作用较差，但对金黄色葡萄球菌有较好抗菌作用。氨基糖苷类药对各种厌氧菌无效。本类中链霉素对大多数革兰阳性菌作用较差，但对结核分枝杆菌作用较强。因此，本题的正确答案为ABC。

药学专业知识（二）

临考冲刺模拟试卷（二）

一、**最佳选择题**（每题1分，共40题，共40分）下列每小题的四个选项中，只有一项是最符合题意的正确答案，多选、错选或不选均不得分。

1. 长期应用不但加速自身代谢，而且可加速其他合用药物代谢的肝药酶诱导剂是（ ）
   A. 苯巴比妥　　　　　　　　B. 地西泮
   C. 唑吡坦　　　　　　　　　D. 佐匹克隆
   E. 阿普唑仑

2. 其他β-内酰胺类抗菌药物少见的典型不良反应有（ ）
   A. 中性粒细胞减少　　　　　B. 皮疹
   C. 荨麻疹　　　　　　　　　D. 瘙痒
   E. 过敏性休克

3. 下列各项中，具有肺毒性和光敏反应的抗心律失常药是（ ）
   A. 普罗帕酮　　　　　　　　B. 美西律
   C. 地尔硫䓬　　　　　　　　D. 维拉帕米
   E. 胺碘酮

4. 关于聚乙二醇4000治疗便秘的说法，错误的是（ ）
   A. 适用人群为成人及8岁以上儿童
   B. 疗程不宜过长
   C. 作用机制为刺激肠道分泌，增加粪便含水量以软化粪便
   D. 肠梗阻患者禁用
   E. 可用于妊娠期及哺乳期妇女

5. 阿替普酶十分常见的不良反应是（ ）
   A. 恶心　　　　　　　　　　B. 出血
   C. 血压下降　　　　　　　　D. 心绞痛
   E. 呕吐

6. 伴有大量痰液并阻塞呼吸道的病毒性感冒患者，在服用镇咳药的同时，应及时联合应用的药品是（ ）
   A. 左氧氟沙星　　　　　　　B. 羧甲司坦
   C. 泼尼松龙　　　　　　　　D. 多索茶碱
   E. 右美沙芬

7. 通过抑制钾通道延长动作电位时程的抗心律失常药物是( )
   A. 胺碘酮 B. 普罗帕酮
   C. 美西律 D. 维拉帕米
   E. 地尔硫䓬

8. 多柔比星与( )合用具有良好的协同作用。
   A. 柔红霉素 B. 长春新碱
   C. 放线菌素D D. 甲氨蝶呤
   E. 博来霉素

9. 哮喘急性发作应用平喘药,应首选( )
   A. β_2受体激动剂 B. M胆碱受体阻断剂
   C. 茶碱 D. 氢化可的松
   E. 布地奈德

10. 氟康唑的临床用途有多种,其中不包括( )
    A. 隐球菌性脑膜炎 B. 球孢子菌病
    C. 花斑癣 D. 侵袭性念珠菌病
    E. 黏膜念珠菌病

11. 下列药物中,属于单环β-内酰胺类的代表品种的是( )
    A. 头孢西丁 B. 头孢美唑
    C. 亚胺培南 D. 美罗培南
    E. 氨曲南

12. 下列选项中,痛风者应慎用哪种药物( )
    A. 螺内酯 B. 甘露醇
    C. 氨苯蝶啶 D. 阿米洛利
    E. 氢氯噻嗪

13. 患者,男,55岁,诊断为良性前列腺增生症,服用非那雄胺片治疗,最有可能发生与用药相关的不良反应是( )
    A. 体位性低血压 B. 心悸
    C. 性欲减退 D. 脱发
    E. 血压升高

14. 下列选项中,哪种药物有止泻作用( )
    A. 硫酸镁 B. 乳果糖
    C. 比沙可啶 D. 地芬诺酯
    E. 甘油

15. 属于一线抗结核分枝杆菌的药物是( )
    A. 异烟肼、利福平、莫西沙星
    B. 异烟肼、阿米卡星、对氨基水杨酸
    C. 莫西沙星、卡那霉素、卷曲霉素
    D. 异烟肼、吡嗪酰胺、乙胺丁醇

E. 左氧氟沙星、链霉素、利福平

16. 妊娠期妇女应避免使用( )作为泻药。
    A. 硫酸镁   B. 蓖麻油
    C. 乳果糖   D. 聚乙二醇4000
    E. 甘油

17. 12岁以下儿童禁用的非甾体抗炎药是( )
    A. 尼美舒利   B. 阿司匹林
    C. 双氯芬酸   D. 塞来昔布
    E. 美洛昔康

18. 以下细菌中,对呋喃妥因耐药的是( )
    A. 产气肠杆菌   B. 铜绿假单胞菌
    C. 阴沟肠杆菌   D. 大肠埃希菌
    E. 克雷伯菌属

19. 下列选项中,属于浓度依赖型抗菌药物的是( )
    A. 多肽类   B. 青霉素类
    C. 头孢菌素类   D. 林可霉素类
    E. 氨基糖苷类

20. 下列选项中,属于抗疱疹病毒药的是( )
    A. 利巴韦林   B. 奥司他韦
    C. 拉米夫定   D. 阿昔洛韦
    E. 齐多夫定

21. 下列眼科用药中,属于降眼压药的是( )
    A. 毛果芸香碱   B. 庆大霉素
    C. 托吡卡胺   D. 玻璃酸钠
    E. 丙美卡因

22. 应用维生素B_{12}治疗巨幼细胞贫血48小时内,应监测的是( )
    A. 血钠   B. 血钾
    C. 血锂   D. 血钙
    E. 血锌

23. 当奎宁或氯喹剂量超过( )时,可致"金鸡纳"反应。
    A. 0.5g/d   B. 0.8g/d
    C. 1g/d   D. 1.2g/d
    E. 1.5mg/d

24. 属于戊酸雌二醇适应证的是( )
    A. 痛经   B. 先兆流产
    C. 消耗性疾病   D. 子宫内膜异位症
    E. 萎缩性阴道炎

25. 利多卡因对哪种心律失常无效( )

  A. 心室纤颤   B. 室上性
  C. 室性早搏   D. 阵发性室性心动过速
  E. 急性心肌梗死引起的室性心律失常

26. 在抗血小板药中，阿司匹林属于（　　）
  A. 血栓素 A_2 抑制剂   B. 二磷酸腺苷 P2Y12 受体阻断剂
  C. 整合素受体阻断剂   D. 磷酸二酯酶抑制剂
  E. 血小板腺苷环化酶刺激剂

27. 使用某些头孢菌素或其他药物期间，饮酒可能引起"双硫仑样"反应，临床常见的表现不包括（　　）
  A. 喉头水肿、尿潴留   B. 血压升高或降低、心率加快
  C. 发热、血管扩张、面色潮红   D. 头痛、胸闷、气急、出汗
  E. 兴奋、躁动，后期转为抑制状态

28. 高血压伴支气管哮喘患者不宜选用的药物是（　　）
  A. 普萘洛尔   B. 羧甲司坦
  C. 福莫特罗   D. 孟鲁司特
  E. 氨氯地平

29. 多柔比星可能与（　　）存在交叉耐药性。
  A. 阿糖胞苷   B. 甲氨蝶呤
  C. 柔红霉素   D. 环磷酰胺
  E. 亚硝脲类药物

30. 长期使用阿片类镇痛药可致生理或心理依赖性，突然停药可出现戒断症状。下列药物中，较难成瘾的药物是（　　）
  A. 喷他佐辛   B. 哌替啶
  C. 布托啡诺   D. 芬太尼
  E. 右丙氧芬

31. 多巴胺受体阻断剂的代表药物为（　　）
  A. 昂丹司琼   B. 格雷司琼
  C. 甲氧氯普胺   D. 托烷司琼
  E. 阿瑞吡坦

32. 幼儿甲状腺功能不足可引起（　　）
  A. 呆小病   B. 侏儒病
  C. 肢端肥大症   D. 黏液性水肿
  E. 单纯性甲状腺肿

33. 鱼精蛋白可用于救治（　　）
  A. 肝素过量导致的出血   B. 吗啡过量导致的呼吸抑制
  C. 华法林过量导致的出血   D. 异烟肼中毒导致的神经毒性
  E. 对乙酰氨基酚中毒导致的肝损伤

34. 阿糖胞苷的作用机制是（　　）

A. DNA 多聚酶抑制剂 B. 核苷酸还原酶抑制剂
C. 胸腺核苷合成酶抑制剂 D. 二氢叶酸还原酶抑制剂
E. 嘌呤核苷合成酶抑制剂

35. 左旋多巴、溴隐亭治疗帕金森病易引起恶心、呕吐等不良反应，为减少这些不良反应，首选的外周多巴胺受体阻断剂是( )
A. 东莨菪碱 B. 莫沙必利
C. 多潘立酮 D. 托烷司琼
E. 昂丹司琼

36. 门冬酰胺酶能抑制蛋白质的合成，使细胞停止于( )，从而降低其对甲氨蝶呤的敏感性，限制甲氨蝶呤的骨髓毒性。
A. G_1 期 B. G_2 期
C. G_3 期 D. M 期
E. S 期

37. 大剂量应用甲氨蝶呤后，可用( )进行解救。
A. 丙磺舒 B. 亚叶酸钙
C. 苯溴马隆 D. 别嘌醇
E. 维生素 C

38. ( )与利福平合用时，在用利福平前和疗程中不需调整剂量。
A. 糖皮质激素 B. 氨茶碱
C. 地高辛 D. 氯霉素
E. 维拉帕米

39. 用于防止复燃与传播及预防疟疾的药物是( )
A. 奎宁 B. 羟氯喹
C. 伯氨喹 D. 阿莫地喹
E. 青蒿素

40. 关于维 A 酸软膏治疗痤疮的说法，错误的是( )
A. 有明确的致畸性，妊娠期妇女禁用
B. 为了加强疗效，可以一日多次给药
C. 使用初期可能出现皮肤干燥或脱屑，对紫外光敏感性增强，宜在睡前使用
D. 不宜用于皮肤皱褶部位
E. 湿疹类皮肤病患者不宜使用

二、配伍选择题（每题 1 分，共 60 题，共 60 分）题目分为若干组，每组题目对应同一组备选项，备选项可重复选用，也可不选用。每题只有 1 个备选项最符合题意。

A. 金刚烷胺 B. 阿昔洛韦
C. 更昔洛韦 D. 恩替卡韦
E. 奥司他韦

41. 可用于预防HIV（人免疫缺陷病毒）感染者巨细胞病毒视网膜炎的药物是（　　）
42. 可用于治疗乙型肝炎病毒感染的药物是（　　）

    A. 普萘洛尔　　　　　　　　　B. 氨氯地平
    C. 阿达帕胺　　　　　　　　　D. 赖诺普利
    E. 特拉唑嗪

43. 患者，男，70岁。诊断为高血压，血压150/100mmHg，伴良性前列腺增生，排尿困难，宜选用的抗高血压药是（　　）
44. 患者，男，65岁。高血压病史8年，血压峰值180/110mmHg，冠心病史5年，双侧肾动脉狭窄，不宜选用的抗高血压药是（　　）
45. 患者，女，45岁。诊断为高血压合并甲状腺功能亢进，心率过快，宜选用的抗高血压药是（　　）

    A. 乳酸钠林格注射液　　　　　B. 5%葡萄糖注射液
    C. 10%氯化钠注射液　　　　　D. 0.9%氯化钠注射液
    E. 4%碳酸氢钠注射液

46. 输注卡铂时应选用的溶剂是（　　）
47. 输注奥沙利铂时应选用的溶剂是（　　）

    A. 氯吡格雷　　　　　　　　　B. 双氯芬酸
    C. 华法林　　　　　　　　　　D. 奥美拉唑
    E. 阿替普酶

48. 患者，女，63岁。急性心肌梗死行经皮冠状动脉介入（PCI）治疗，术后为预防支架内血栓形成，常与阿司匹林联合使用的药物是（　　）
49. 患者，女，72岁。持续性心房颤动，为预防脑卒中，宜选用的药物是（　　）

    A. 头孢氨苄　　　　　　　　　B. 头孢哌酮
    C. 头孢吡肟　　　　　　　　　D. 头孢拉定
    E. 头孢呋辛

50. 属于第三代头孢菌素的药物是（　　）
51. 属于第四代头孢菌素的药物是（　　）

    A. 非布司他　　　　　　　　　B. 苯溴马隆
    C. 秋水仙碱　　　　　　　　　D. 碳酸氢钠
    E. 丙磺舒

52. 痛风急性发作时首选的药物是（　　）
53. 痛风缓解期抑制内源性尿酸生成的药物是（　　）

A. 舍曲林 　　　　　　　　B. 阿米替林
   C. 吗氯贝胺 　　　　　　　D. 度洛西汀
   E. 曲唑酮

54. 通过选择性抑制5-HT再摄取增加突触间隙5-HT浓度，从而增强5-HT能神经功能而发挥抗抑郁作用的药物是（　　）

55. 通过抑制A型单胺氧化酶减少去甲肾上腺素、5-HT及多巴胺的降解，增强去甲肾上腺素、5-HT和多巴胺能神经功能，发挥抗抑郁作用的药物是（　　）

56. 通过抑制5-HT和去甲肾上腺素（NA）再摄取，增加突触间隙5-HT和NA浓度，从而增强中枢5-HT和NA能神经功能而发挥抗抑郁作用的药物是（　　）

   A. 抗凝作用减弱 　　　　　B. 加重肝脏不良反应
   C. 肌肉软弱 　　　　　　　D. 体内药物蓄积
   E. 凝血酶原时间延长，增加出血倾向

57. 巴比妥类与抗凝血药合用（　　）
58. 利福平与乙硫异烟胺合用（　　）
59. 氟他胺与抗凝血药合用（　　）
60. 阿昔洛韦与丙磺舒合用（　　）
61. 氨基糖苷类药与神经肌肉阻滞剂合用（　　）

   A. 叶酸 　　　　　　　　　B. 肝素
   C. 阿替普酶 　　　　　　　D. 维生素K_1
   E. 氨基己酸

62. 急性大面积肺栓塞宜选用（　　）
63. 巨幼红细胞性贫血可选用（　　）

   A. 二甲双胍 　　　　　　　B. 头孢哌酮
   C. 华法林 　　　　　　　　D. 阿司匹林
   E. 异烟肼

64. 长期使用可引起维生素B_6缺乏的药物是（　　）
65. 长期使用可引起维生素B_{12}缺乏的药物是（　　）
66. 长期使用可引起维生素K缺乏的药物是（　　）

   A. 阿普唑仑 　　　　　　　B. 异戊巴比妥
   C. 地西泮 　　　　　　　　D. 佐匹克隆
   E. 苯巴比妥

67. 脂溶性较高，起效快，属于巴比妥类的镇静催眠药是（　　）
68. 没有镇静和"宿醉"现象，不属于巴比妥类和苯二氮䓬类的镇静催眠药是（　　）

A. 卡马西平 B. 苯妥英钠
C. 丙戊酸钠 D. 苯巴比妥
E. 氯硝西泮

69. 主要阻滞电压依赖性的钠通道，属于二苯并氮䓬类抗癫痫药的是( )
70. 减少钠离子内流而使神经细胞膜稳定，属于乙内酰脲类抗癫痫药的是( )
71. 可激动γ-氨基丁酸（GABA）受体和钠通道，属于苯二氮䓬类抗癫痫药的是( )

A. 急性白血病 B. 绒毛膜上皮癌
C. 晚期前列腺癌 D. 急性淋巴细胞白血病
E. 慢性粒细胞性白血病

72. 氟他胺适用于治疗( )
73. 高三尖杉酯碱可用于治疗( )
74. 长春新碱可用于治疗( )
75. 氟尿嘧啶可用于治疗( )

A. 艾塞那肽 B. 利拉鲁肽
C. 西格列汀 D. 罗格列酮
E. 瑞格列奈

76. 起效缓慢，可增加心力衰竭和女性骨折风险的口服抗糖尿病药物是( )
77. 在体内不易蓄积，适用于老年和肾功能不全患者的胰岛素促泌剂类降糖药是( )

A. 卡泊芬净 B. 氟胞嘧啶
C. 特比萘芬 D. 氟康唑
E. 制霉菌素

78. 易产生耐药性，极少单独用药，临床常与两性霉素B合用的抗真菌药物是( )
79. 患者，女，55岁，诊断为"甲癣"，宜使用的药物是( )

A. 葡萄糖酸锑钠 B. 甲硝唑
C. 氯硝柳胺 D. 伯氨喹
E. 甲苯咪唑

80. 可根治间日疟的药物是( )
81. 治疗蛔虫病、蛲虫病、钩虫病和鞭虫病的首选药是( )
82. 治疗阴道滴虫病的首选药是( )
83. 驱绦虫药是( )
84. 用于治疗黑热病病因的药物是( )

A. 甘油 B. 液状石蜡

C. 酚酞 D. 普芦卡必利
E. 乳果糖

85. 属于刺激性泻药的是( )
86. 属于渗透性泻药的是( )

A. 替格瑞洛 B. 华法林
C. 利伐沙班 D. 达比加群酯
E. 替罗非班

87. 与凝血酶上的纤维蛋白原结合位点结合，阻止纤维蛋白原转化为纤维蛋白的药物是( )
88. 迅速、可逆性地抑制血小板二磷酸腺苷P2Y12受体的药物是( )
89. 直接抑制Xa因子，阻断凝血酶原转化为凝血酶，但不影响已形成的凝血酶活性的药物是( )

A. 维生素B_6 B. 维生素C
C. 维生素A D. 维生素B_2
E. 维生素K

90. 服用异烟肼进行抗结核治疗的患者，为预防周围神经炎，应补充的维生素是( )
91. 长期大量使用可致泌尿系统尿酸盐、半胱氨酸盐或草酸盐结石的维生素是( )
92. 可用于治疗早产儿、新生儿低凝血酶原血症的维生素是( )

A. 吗啡 B. 哌替啶
C. 曲马多 D. 芬太尼
E. 羟考酮

93. 颅内压增高和颅脑损伤、支气管哮喘、肺源性心脏病代偿失调患者禁用( )
94. 室上性心动过速、颅脑损伤、颅内占位性病变、慢性阻塞性肺疾病患者禁用( )
95. 酒精、镇静剂、镇痛药、阿片类或神经类药物急性中毒患者禁用( )
96. 支气管哮喘、呼吸抑制、呼吸道梗阻患者禁用( )
97. 使用单胺氧化酶抑制剂小于2周的患者及妊娠期妇女或哺乳期妇女禁用( )

A. 利多卡因 B. 索他洛尔
C. 美托洛尔 D. 硝酸甘油
E. 维拉帕米

98. 属于钠通道阻滞剂的抗心律失常药是( )
99. 属于钙通道阻滞剂的抗心律失常药是( )
100. 属于延长动作电位时程的抗心律失常药是( )

三、综合分析选择题（每题1分，共10题，共10分）题目分为若干组，每组题目基于同一个临床情景病例、实例或案例的背景信息逐题展开。每题的备选项中，只有1个最符合题意。

患者，女，56岁，血清总胆固醇和低密度脂蛋白胆固醇异常，初诊医师建议首先改变生活方式（控制饮食、增加运动）。一个月后复查血脂水平仍未达标，医师处方辛伐他汀片20mg/d治疗。

101. 该患者服用辛伐他汀片的适宜时间是（   ）
    A. 早上 　　　　　　　　B. 上午
    C. 中午 　　　　　　　　D. 下午
    E. 晚上

102. 若采用强化治疗，辛伐他汀片的最大日剂量是（   ）
    A. 20mg 　　　　　　　　B. 40mg
    C. 80mg 　　　　　　　　D. 100mg
    E. 120mg

103. 服药期间应监测血生化指标，其中超过正常值上限10倍，应立即停药的指标是（   ）
    A. Hcy 　　　　　　　　B. Cr
    C. CK 　　　　　　　　D. BUN
    E. TBiL

药师在急诊药房值班时，接听病房咨询电话，得知一新入院耐甲氧西林金黄葡萄球菌肺部感染的7岁儿童患者，出现高热、肺纹加重，患儿肾功能正常。欲静脉滴注万古霉素。

104. 关于万古霉素的儿童用药剂量，正确的是（   ）
    A. 5mg/kg 　　　　　　　B. 15mg/kg
    C. 20mg/kg 　　　　　　　D. 60mg/kg
    E. 80mg/kg

105. 万古霉素每次静脉滴注时间控制在（   ）
    A. 10~15 分钟 　　　　　　B. 15~20 分钟
    C. 20~30 分钟 　　　　　　D. 30~60 分钟
    E. 60 分钟以上

106. 患者可能发生与静脉滴注速度有关的不良反应是（   ）
    A. 高血压危象
    B. 血糖异常
    C. 急性肝衰竭
    D. 红人综合征
    E. 出血

患者，男，66岁，BMI 31.2kg/m²，体检时发现血糖异常前来就诊，空腹血糖8.2mmol/L，餐后2小时血糖12.2mmol/L，糖化血红蛋白8.0%。患者既往有磺胺类药物过敏史。医师处方二甲双胍片，每次1000mg，每日2次；西格列汀片，每次100mg，每日1次。

107. 西格列汀的降糖作用机制是（   ）
    A. 高选择性抑制胃肠二肽基肽酶-4（DPP-4）
    B. 抑制肠内水解多糖、双糖的α-葡萄糖苷酶
    C. 激动肠道的胰高血糖素样肽-1（GLP-1）
    D. 激活过氧化物酶体增殖因子受体-γ（PPAR-γ）
    E. 阻滞肾小管钠-葡萄糖协同转运蛋白-2（SGLT-2）对糖的转运和重吸收

108. 关于西格列汀的作用特点和临床应用注意事项的说法，正确的是（   ）
    A. 不宜用于胰岛素促泌剂治疗后的血糖不达标者
    B. 宜单独使用，不宜联用其他降糖药
    C. 中效、稳定地降低糖化血红蛋白水平0.8%~1%
    D. 有显著的降低体重作用
    E. 刺激胰岛素分泌，具有血糖依赖性，易发生低血糖反应

109. 患者复诊时，测肌酐清除率为46mL/min（正常值90~120mL/min），诊断为中度肾功能不全，西格列汀的剂量应调整为（   ）
    A. 10mg/d   B. 25mg/d
    C. 50mg/d   D. 75mg/d
    E. 5mg/d

110. 服用西格列汀需要监测的严重不良反应是（   ）
    A. 横纹肌溶解症   B. 急性胰腺炎
    C. 酮症酸中毒   D. 心脏Q-T间期延长
    E. 肌腱炎

四、多项选择题（每题1分，共10题，共10分）下列每小题的备选答案中，有两个或两个以上符合题意的正确答案，多选、少选、错选、不选均不得分。

111. 下列抗癫痫药物中，属于肝药酶诱导剂的有（   ）
    A. 奥卡西平   B. 苯妥英钠
    C. 地西泮   D. 丙戊酸钠
    E. 卡马西平

112. 应用"多糖铁复合物胶囊"治疗缺铁性贫血，服药的注意事项包括（   ）
    A. 可在餐时或餐后服用   B. 可用牛奶或咖啡送服
    C. 不应与浓茶同服   D. 铁剂可能会引起粪便颜色变黑
    E. 与维生素C同服可增加铁剂的吸收

113. 属于雌激素受体调节剂的药物有（   ）

A. 雌三醇　　　　　　　　B. 依降钙素
C. 甲羟孕酮　　　　　　　D. 雷洛昔芬
E. 依普黄酮

114. 关于硝酸酯类药物合理使用的说法，正确的有（　　）
A. 单硝酸异山梨酯口服吸收完全，无肝脏首关效应，生物利用度高
B. 硝酸异山梨酯主要的药理作用源于其活性代谢产物 5 - 单硝酸异山梨酯
C. 为减缓耐药性的发生，应采用偏心给药方法，即每天有 8～12 小时无药期
D. 禁止与 5 型磷酸二酯酶抑制剂合用
E. 硝酸甘油舌下给药是治疗心绞痛急性发作的首选措施

115. 抗肿瘤药氟他胺的不良反应包括（　　）
A. 男性乳房发育、乳房触痛　　B. 恶心、呕吐
C. 骨髓抑制　　　　　　　　　D. 肝功能损害
E. 失眠、疲倦

116. 破坏 DNA 的抗生素常见不良反应有（　　）
A. 食欲减退　　　　　　　　B. 口腔炎
C. 间质性肺炎　　　　　　　D. 白细胞计数减少
E. 过敏性休克

117. 可能导致再生障碍性贫血的抗菌药有（　　）
A. 青霉素　　　　　　　　　B. 氯霉素
C. 甲砜霉素　　　　　　　　D. 头孢呋辛
E. 红霉素

118. 单克隆抗体类药物的不良反应包括（　　）
A. 发热、寒战、头痛　　　　B. 皮疹
C. 血压下降　　　　　　　　D. 气管痉挛
E. 呼吸困难

119. 关于阿替普酶药理作用和临床应用的说法，正确的有（　　）
A. 可选择性激活血栓部位的纤溶酶原，不易产生出血反应
B. 血浆消除半衰期较短，为 4～5 分钟
C. 应尽早给药，急性缺血性脑卒中的溶栓时间窗为发病后 3 小时内
D. 急性缺血性脑卒中，推荐剂量为 0.9mg/kg（最大剂量 90mg），总剂量的 10% 静脉注射，剩余剂量在随后 60 分钟持续静脉滴注
E. 有出血性脑卒中病史或不明原因脑卒中病史的患者禁用

120. 阿片类药物不良反应少见（　　）
A. 呼吸抑制　　　　　　　　B. 支气管痉挛
C. 瞳孔缩小　　　　　　　　D. 黄视
E. 视觉异常或复视

模拟试卷（二）参考答案及解析

一、最佳选择题

1. 【试题答案】 A

【试题解析】 本题考查要点是"肾上腺糖皮质激素的药物相互作用"。苯巴比妥、苯妥英钠、卡马西平、利福平等肝药酶诱导剂可加快糖皮质激素代谢，合用这些药物应适当增加糖皮质激素的剂量。因此，本题正确答案为A。

2. 【试题答案】 A

【试题解析】 本题考查要点是"其他β-内酰胺类抗菌药物的典型不良反应"。其他β-内酰胺类抗菌药物的典型不良反应中，常见皮疹、荨麻疹、瘙痒、过敏性休克。少见嗜酸粒细胞增多、中性粒细胞减少、肝脏氨基转移酶ALT及AST升高等；可出现血尿素氮、血清肌酐升高。因此，本题的正确答案为A。

3. 【试题答案】 E

【试题解析】 本题考查要点是"胺碘酮的典型不良反应"。胺碘酮典型不良反应有尖端扭转型室性心动过速（罕见）、光敏感性、角膜色素沉着、肺毒性、多发性神经病变、胃肠道不适、心动过缓、肝毒性、甲状腺功能障碍。因此，本题的正确答案为E。

4. 【试题答案】 C

【试题解析】 本题考查要点是"渗透性泻药药理作用与作用机制"。渗透性泻药可在肠内形成高渗状态，吸收水分，增加粪便体积，刺激肠道蠕动，药物包括聚乙二醇、乳果糖、盐类泻药（如硫酸镁等）。作用机制为刺激肠道分泌，增加粪便含水量以软化粪便的是促分泌药，包括鲁比前列酮（国内未上市）和利那洛肽。因此，本题的正确答案为C。

5. 【试题答案】 B

【试题解析】 本题考查要点是"阿替普酶的临床应用注意"。阿替普酶十分常见的不良反应是出血，如血管损伤处出血（如血肿）、注射部位处出血、颅内出血、呼吸道出血、胃肠道出血、皮肤瘀斑、泌尿生殖道出血（如血尿、泌尿道的出血）；其他很常见的不良反应有血压下降、再生障碍性缺血/心绞痛、低血压和心力衰竭/肺水肿及再灌注后心律失常；常见不良反应有恶心、呕吐、心脏停搏、心源性休克和再梗死等。因此，本题的正确答案为B。

6. 【试题答案】 B

【试题解析】 本题考查要点是"呼吸系统疾病用药"。中枢性镇咳药可使痰液黏稠，黏痰难以咳出，故痰多黏稠者不宜单独使用，痰多者宜与祛痰药合用。羧甲司坦是较常用的黏液稀释剂，其具有5方面药理作用：①分裂黏蛋白、糖蛋白多肽链上的分子间的二硫键，使分子变小，降低痰液的黏度，并改变其组分和流变学特性，调节黏液分泌。②增加黏膜纤毛的转运，从而增加痰液排出。③改善呼吸道分泌细胞的功能，修复黏膜，促进气管分泌。④抑制支气管杯状细胞的增生。⑤对抗炎症和修复黏膜，增加抗菌药物向支气管黏膜和上皮组织的渗透，提高抗菌药物在气道的药物浓度，并抑制血浆的渗出。因此，本题的正确答案为B。

7. 【试题答案】　A

【试题解析】本题考查要点是"抗心律失常药的药理作用与作用机制"。Ⅲ类抗心律失常药抑制多种钾通道，延长动作电位时程和有效不应期，对动作电位幅度和去极化影响小，延长 Q-T 间期。代表药物为胺碘酮、索他洛尔。因此，本题的正确答案为 A。

8. 【试题答案】　D

【试题解析】本题考查要点是"多柔比星与其他药物的相互作用"。多柔比星与柔红霉素、长春新碱和放线菌素 D 呈现交叉耐药性；与甲氨蝶呤、氟尿嘧啶、阿糖胞苷、氮芥、丝裂霉素、博来霉素、环磷酰胺以及亚硝脲等则不呈现交叉耐药性；且与环磷酰胺、氟尿嘧啶、甲氨蝶呤、达卡巴嗪、顺铂、亚硝脲类药物合用，具有良好的协同作用。因此，本题的正确答案为 D。

9. 【试题答案】　A

【试题解析】本题考查要点是"平喘药 β_2 肾上腺素受体激动剂"。β_2 受体激动剂是控制哮喘急性发作的首选药。常用的短效 β_2 受体激动剂有沙丁胺醇和特布他林，平喘作用维持 4~6 小时，是缓解轻中度急性哮喘症状的首选药。长效 β_2 受体激动剂有福莫特罗、沙美特罗及丙卡特罗，平喘作用维持 10~12 小时。因此，本题的正确答案为 A。

10. 【试题答案】　C

【试题解析】本题考查要点是"抗真菌药氟康唑的适应证"。氟康唑适用于治疗成年患者的下列真菌感染：隐球菌性脑膜炎；球孢子菌病；侵袭性念珠菌病；黏膜念珠菌病，包括口咽、食道念珠菌病、念珠菌尿及慢性皮肤黏膜念珠菌病；口腔卫生或局部治疗效果不佳的慢性萎缩型口腔念珠菌病（义齿性口炎）。因此，本题的正确答案为 C。

11. 【试题答案】　E

【试题解析】本题考查要点是"抗菌药物其他 β-内酰胺类药物分类"。其他 β-内酰胺类药物包括青霉素类：头孢美唑、头孢西丁、头孢米诺；氧头孢烯类：拉氧头孢；单环 β-内酰胺类：氨曲南。因此，本题的正确答案为 E。

12. 【试题答案】　E

【试题解析】本题考查要点是"氢氯噻嗪的注意事项"。氢氯噻嗪在以下情况时慎用：糖尿病、高尿酸血症或痛风、高钙血症、低钠血症、系统性红斑狼疮、胰腺炎、交感神经切除者、婴儿黄疸、哺乳期妇女。因此，本题的正确答案为 E。

13. 【试题答案】　C

【试题解析】本题考查要点是"非那雄胺临床应用注意"。非那雄胺不良反应主要是性功能受影响（阳痿、性欲减退、射精障碍）、乳房不适（乳腺增大、乳腺疼痛）和皮疹，以及瘙痒感、风疹及面唇部肿胀等过敏反应和睾丸疼痛。因此，本题的正确答案为 C。

14. 【试题答案】　D

【试题解析】本题考查要点是"止泻药"。泻药是能促进排便反射或使排便顺利的药物，包括刺激性泻药、渗透性泻药、容积性泻药、润滑性泻药、促动力药、促分泌药及微生态制剂。止泻药为腹泻的对症治疗药，分为吸附剂、口服补液溶液、抗动力药、抗分泌药和微生态制剂等，对应不同的止泻机制，包括吸附有毒有害物质、减少肠蠕动、减少肠液分泌、调整菌群失调等，或补充腹泻丢失的液体和电解质，维持机体平衡。选项 A"硫酸镁"和选项 B"乳果糖"属于渗透性泻药；选项 C"比沙可啶"属于刺激性泻药；选项 D"地芬诺酯"属于抗动力药；选项 E"甘油"属于润滑性泻药。因此，本题的正确答案为 D。

15.【试题答案】 D

【试题解析】本题考查要点是"抗结核分枝杆菌药"。第一线抗结核药有异烟肼、利福平、乙胺丁醇、吡嗪酰胺等；第二线抗结核药毒副作用通常较多而重，不常用于临床。因此，本题的正确答案为 D。

16.【试题答案】 B

【试题解析】本题考查要点是"泻药和便秘治疗药特殊人群用药"。便秘在妊娠期非常常见，妊娠期便秘的治疗首先建议患者改变生活方式；其次容积性泻药、聚乙二醇、乳果糖的安全性好、作用缓和且对胎儿无不良影响，可作为妊娠期便秘患者的首选泻剂。比沙可啶和番泻叶可引起肠道痉挛，长期使用可引起电解质紊乱。蒽醌类泻药和蓖麻油可能有致畸或诱发子宫收缩的风险，应避免使用。因此，本题的正确答案为 B。

17.【试题答案】 A

【试题解析】本题考查要点是"解热、镇痛、抗炎药的典型不良反应和禁忌"。大部分 NSAID 可透过胎盘屏障，并由乳汁中分泌，对胎儿或新生儿产生严重影响，因此禁用于妊娠及哺乳期妇女。12 岁以下儿童禁用尼美舒利。因此，本题的正确答案为 A。

18.【试题答案】 B

【试题解析】本题考查要点是"呋喃妥因的药理作用与作用机制"。呋喃妥因对多数大肠埃希菌（包括产 ESBL 菌株）有良好抗菌作用，产气肠杆菌、阴沟肠杆菌、柠檬酸菌属、沙门菌属、志贺菌属、克雷伯菌属等肠杆菌科细菌的部分菌株对本品敏感性差异较大，大多呈中度耐药。因此，本题的正确答案为 B。

19.【试题答案】 E

【试题解析】本题考查要点是"抗菌药物的药动学及药效学"。浓度依赖型药物对致病菌的杀菌效应和临床疗效取决于 C_{max}，而与作用时间和细菌接触的时间关系不密切，即血浆峰浓度 C_{max} 越高，清除致病菌的作用越迅速、越强。氨基糖苷类、氟喹诺酮类、达托霉素、多黏菌素、硝基咪唑类等属于浓度依赖性抗菌药物。因此，本题的正确答案为 E。

20.【试题答案】 D

【试题解析】本题考查要点是"抗疱疹病毒药的分类"。抗疱疹病毒药分为核苷类抗疱疹病毒药（阿糖腺苷、阿昔洛韦、更昔洛韦、伐昔洛韦、泛昔洛韦、喷昔洛韦、缬更昔洛韦、伐更昔洛韦、昔多福韦）及非核苷类抗疱疹病毒药（膦甲酸钠、福米韦生、多可沙诺）。因此，本题的正确答案为 D。

21.【试题答案】 A

【试题解析】本题考查要点是"眼科局部用药的分类"。降眼压药包括：①拟胆碱药：

毛果芸香碱。②β受体阻断剂：噻吗洛尔、倍他洛尔、卡替洛尔、左布诺洛尔、美替洛尔。③α₂受体激动剂：溴莫尼定、安普乐定。④碳酸酐酶抑制剂：布林佐胺、醋甲唑胺。⑤前列腺素衍生物：拉坦前列素、曲伏前列素、贝美前列素、他氟前列素。⑥复方制剂：拉坦噻吗、曲伏噻吗、贝美素噻吗洛尔、布林佐胺噻吗洛尔。因此，本题的正确答案为A。

22.【试题答案】　B

【试题解析】本题考查要点是"维生素 B_{12} 临床应用注意"。维生素 B_{12} 治疗巨幼细胞贫血，在起始48小时监测血钾水平，以防止低钾血症。因此，本题的正确答案为B。

23.【试题答案】　C

【试题解析】本题考查要点是"主要用于控制疟疾症状的抗疟药典型不良反应和禁忌"。当奎宁或氯喹日剂量超过1g时，可致"金鸡纳"反应；葡萄糖－6－磷酸脱氢酶缺乏者服用伯氨喹可发生急性溶血性贫血。因此，本题的正确答案为C。

24.【试题答案】　E

【试题解析】本题考查要点是"戊酸雌二醇的适应证"。戊酸雌二醇适应证：①补充雌激素不足，如萎缩性阴道炎、女性性腺功能减退症、外阴阴道萎缩、绝经期血管舒缩症状、卵巢切除、原发性卵巢衰竭等。②晚期前列腺癌（乳腺癌、卵巢癌患者禁用）。③与孕激素类药物合用，能抑制排卵，可作避孕药。因此，本题的正确答案为E。

25.【试题答案】　B

【试题解析】本题考查要点是"利多卡因的主要适应证"。利多卡因对短动作电位时程的心房肌无效，因此仅用于室性心律失常。因此，本题的正确答案为B。

26.【试题答案】　A

【试题解析】本题考查要点是"抗血小板药分类及常用药品"。①血栓素 A_2（TXA_2）抑制剂，代表药物阿司匹林。②二磷酸腺苷（ADP）P2Y12受体阻断剂，细分为噻吩并吡啶类（噻氯匹定、氯吡格雷）和非噻吩并吡啶类（替格瑞洛）。③血小板糖蛋白（GP）Ⅱb/Ⅲa受体阻断剂，代表药物替罗非班、依替巴肽。④其他抗血小板药，如双嘧达莫、西洛他唑等。因此，本题的正确答案为A。

27.【试题答案】　A

【试题解析】本题考查要点是"头孢菌素类抗菌药物典型不良反应"。双硫仑样反应——化学结构中具有甲硫四氮唑侧链或甲硫三嗪侧链的头孢菌素类药物会干扰代谢乙醇的乙醛脱氢酶，导致乙醛体内蓄积，引起双硫仑反应，表现为颜面部和全身皮肤潮红、头晕、胸闷、气急、呼吸困难等。因此，本题的正确答案为A。

28.【试题答案】　A

【试题解析】本题考查要点是"普萘洛尔的禁忌"。普萘洛尔的禁忌：①支气管哮喘。②心源性休克。③心脏传导阻滞（二至三度房室传导阻滞）。④重度或急性心力衰竭。⑤窦性心动过缓。因此，本题的正确答案为A。

29.【试题答案】 C

【试题解析】本题考查要点是"多柔比星药物相互作用"。多柔比星与柔红霉素、长春新碱和放线菌素D呈现交叉耐药性；与甲氨蝶呤、氟尿嘧啶、阿糖胞苷、氮芥、丝裂霉素、博来霉素、环磷酰胺以及亚硝脲等则不呈现交叉耐药性，且与环磷酰胺、氟尿嘧啶、甲氨蝶呤、达卡巴嗪、顺铂、亚硝脲类药物合用，具有良好的协同作用。因此，本题的正确答案为C。

30.【试题答案】 E

【试题解析】本题考查要点是"镇痛药的作用特点"。使用阿片类镇痛药可致生理或心理依赖性，突然停药可出现戒断症状。双相类药如布托啡诺、喷他佐辛等症状较轻，可待因、右丙氧芬等较难成瘾，强阿片类包括哌替啶、芬太尼等成瘾性较常见。因此，本题的正确答案为E。

31.【试题答案】 C

【试题解析】本题考查要点是"胃肠动力药"。常用促胃肠动力药大多以多巴胺受体或5羟色胺受体4（5-HT_4）为作用靶点。多巴胺受体阻断剂包括多巴胺D_2受体阻断剂甲氧氯普胺、外周性多巴胺D_2受体阻断剂多潘立酮及既可阻断多巴胺D_2受体活性又能抑制乙酰胆碱酯酶活性的伊托必利。5-HT_4受体激动剂包括莫沙必利、普芦卡必利（国内未上市，便秘治疗药）和因有风险已经撤市的西沙必利（可致Q-Tc间期延长）、替加色罗（可增加心血管缺血事件，在2018年10月国内停止销售）。因此，本题的正确答案为C。

32.【试题答案】 A

【试题解析】本题考查要点是"甲状腺激素类药的药理作用与作用机制"。甲状腺素主要作用为：①维持正常生长发育，甲状腺功能不足可引起呆小病，患者身体矮小，肢体短粗，发育缓慢，智力低下。成人甲状腺功能不全时，则引起黏液性水肿。②促进代谢和增加产热。③提高交感肾上腺系统的感受性。因此，本题的正确答案为A。

33.【试题答案】 A

【试题解析】本题考查要点是"肝素和低分子肝素药物相互作用"。鱼精蛋白能中和肝素的作用，当临床情况（出血）需要逆转肝素化时，可通过缓慢输注硫酸鱼精蛋白（1%溶液）中和肝素钠。1mg硫酸鱼精蛋白可中和约100U肝素。随着肝素的代谢，所需的鱼精蛋白量会随着时间减少。鱼精蛋白也能部分中和LMWHs，但解救LMWHs的效果不如解救普通肝素过量有效。因此，本题的正确答案为A。

34.【试题答案】 A

【试题解析】本题考查要点是"干扰核酸生物合成的药物分类"。干扰核酸生物合成的药物：①二氢叶酸还原酶抑制剂：甲氨蝶呤、培美曲塞。②胸腺核苷酸合成酶抑制剂：氟尿嘧啶、卡培他滨、替吉奥。③嘌呤核苷酸合成酶抑制剂：巯嘌呤、硫鸟嘌呤。④核苷酸还原酶抑制剂：羟基脲。⑤DNA多聚酶抑制剂：阿糖胞苷、吉西他滨。因此，本题的正确答案为A。

35.【试题答案】 C

【试题解析】本题考查要点是"胃肠动力药药理作用与作用机制"。多潘立酮是外周性多巴胺受体阻断剂，直接阻断胃肠道多巴胺 D_1 受体及血-脑屏障外的化学感受器触发区的多巴胺受体，促进胃肠蠕动，使张力恢复正常，促进胃排空，增加胃窦和十二指肠运动，协调幽门的收缩，同时抑制恶心、呕吐，并有效地防止胆汁反流，通常也能增强食管的蠕动和食管下端括约肌的张力，但对小肠和结肠平滑肌无明显作用。因此，本题的正确答案为C。

36.【试题答案】 A

【试题解析】本题考查要点是"抗代谢药的药物相互作用"。门冬酰胺酶能抑制蛋白质的合成，使细胞停止于 G_1 期，不能进入 S 期，从而降低其对甲氨蝶呤的敏感性，限制甲氨蝶呤的骨髓毒性。因此，本题的正确答案为A。

37.【试题答案】 B

【试题解析】本题考查要点是"甲氨蝶呤的临床应用注意"。长期应用甲氨蝶呤可致继发性肿瘤的风险；影响生殖功能；有肾病史或发现肾功能异常时，未准备好解救药亚叶酸钙，未充分进行液体补充或碱化尿液时，禁用大剂量疗法。大剂量疗法需要住院并随时监测其血浆药物浓度；滴注时间不宜超过6小时。因此，本题的正确答案为B。

38.【试题答案】 C

【试题解析】本题考查要点是"利福平与药物的相互作用"。糖皮质激素、盐皮质激素、抗凝药、氨茶碱、茶碱、氯霉素、氯贝丁酯、环孢素、维拉帕米、妥卡尼、普罗帕酮、甲氧苄啶、香豆素或茚满二酮衍生物、口服降血糖药、促皮质素、氨苯砜、强心苷类、丙吡胺、奎尼丁等与利福平合用时，由于后者诱导肝微粒体酶活性，可使上述药品的药效减弱，因此除地高辛和氨苯砜外，在用利福平前和疗程中上述药物需调整剂量。因此，本题的正确答案为C。

39.【试题答案】 C

【试题解析】本题考查要点是"伯氨喹作用特点"。伯氨喹可杀灭间日疟、三日疟、恶性疟和卵形疟组织期的虫株，尤以间日疟为著，也可杀灭各种疟原虫的配子体，对恶性疟的作用尤强，对红内期虫体的作用很弱，因此不能控制疟疾症状的发作，临床作为控制复发和阻止疟疾传播的首选药。因此，本题的正确答案为C。

40.【试题答案】 B

【试题解析】本题考查要点是"维A酸用法用量"。维A酸用法用量：外用，涂于患处。①寻常痤疮：每晚1次，但重症痤疮需与抗生素或过氧苯甲酰合用。②鱼鳞病、银屑病等角化异常性皮肤病：1日1~2次，1日用量不应超过20g（乳膏剂）。因此，本题的正确答案为B。

二、配伍选择题

41~42.【试题答案】 C、D

【试题解析】本组题考查要点是"抗病毒药"。更昔洛韦用于预防和治疗危及生命或视觉的受巨细胞病毒感染的免疫缺陷患者，以及预防与巨细胞病毒感染有关的器官移植患者。抗乙型肝炎药：恩替卡韦、替诺福韦酯、阿德福韦酯、替比夫定、拉米夫定、干扰素。

43~45.【试题答案】 E、D、A

【试题解析】本组题考查要点是"抗高血压药"。哌唑嗪、特拉唑嗪特别适用于高血压合并前列腺增生患者。普利类、沙坦类禁忌证：①双侧肾动脉狭窄；②高钾血症；③妊娠期妇女。β受体阻断剂普萘洛尔可以降低心率。

46~47.【试题答案】 B、B

【试题解析】本组题考查要点是"奥沙利铂、卡铂用法用量"。卡铂静脉滴注，应用5%葡萄糖注射液溶解，浓度为10mg/mL，再加入5%葡萄糖注射液250~500mL中。奥沙利铂静脉滴注，1次130mg/m^2，加入5%葡萄糖注射液250~500mL中，输注2~6小时，如无主要毒性出现时，每3周（21日）给药1次，疼痛性感觉异常和（或）功能障碍开始出现时，给药量应减少25%（或100mg/m^2），如在调整剂量后症状仍持续存在或加重，应停止治疗，不要与氯化钠和碱性溶液混合或通过同一条静脉同时给药。

48~49.【试题答案】 A、C

【试题解析】本组题考查要点是"抗血栓药"。氯吡格雷适应证：①预防动脉粥样硬化血栓形成事件：用于近期心肌梗死（从几日到小于35日）、近期缺血性卒中（从7日到小于6个月）或确诊外周动脉性疾病的患者。②急性冠脉综合征：非ST段抬高型急性冠脉综合征（包括不稳定型心绞痛或非Q波心肌梗死），也包括接受经皮冠状动脉介入术置入支架的患者，与阿司匹林合用；ST段抬高型急性冠脉综合征，与阿司匹林联合在溶栓治疗中使用。华法林适应证：预防及治疗深静脉血栓及肺栓塞；预防心肌梗死后血栓栓塞并发症（卒中或体循环栓塞）；预防房颤、心瓣膜疾病或人工瓣膜置换术后引起的血栓栓塞并发症（卒中或体循环栓塞）。

50~51.【试题答案】 B、C

【试题解析】本组题考查要点是"头孢菌素类抗菌药物"。第一代头孢菌素：头孢唑林、头孢拉定、头孢硫脒、头孢噻吩、头孢氨苄、头孢羟氨苄；第二代头孢菌素：头孢呋辛、头孢孟多、头孢替安、头孢丙烯、头孢克洛；第三代头孢菌素：头孢曲松、头孢噻肟、头孢地尼、头孢克肟、头孢他啶、头孢唑肟、头孢哌酮、头孢甲肟、头孢匹胺、头孢泊肟、头孢他美；第四代头孢菌素：头孢吡肟、头孢匹罗。

52~53.【试题答案】 C、A

【试题解析】本组题考查要点是"抗痛风药"。秋水仙碱用于痛风的急性期、痛风性关节炎急性发作和预防。抑制尿酸生成药有别嘌醇、非布司他。

54~56.【试题答案】 A、C、D

【试题解析】本组题考查要点是"抗抑郁药"。选择性5-羟色胺再摄取抑制剂（SSRI）药物主要通过选择性抑制5-HT的再摄取，增加突触间隙5-HT浓度，从而增强中枢5-HT能神经功能，发挥抗抑郁作用。本品与胆碱受体、组胺受体、肾上腺素受体几乎无亲和力。代表药物有氟西汀、帕罗西汀、舍曲林、西酞普兰等。单胺氧化酶抑制剂通过抑制A型单胺氧化酶，减少去甲肾上腺素、5-HT及多巴胺的降解，增强去甲肾上腺素、5-HT和多巴胺能神经功能，而发挥抗抑郁作用。代表药物为吗氯贝胺。5-HT及去甲肾上腺素再摄取抑制剂（SNRI）药物主要通过抑制5-HT及去甲肾上腺素再摄取，增强中枢5-HT

能及NE能神经功能而发挥抗抑郁作用。代表药物有文拉法辛、度洛西汀。

57~61.【试题答案】 A、B、E、D、C

【试题解析】本组题考查要点是"药物相互作用"。巴比妥类与抗凝血药合用，抗凝作用减弱，停用巴比妥类药后又可引起出血倾向，因此在调整抗凝血药剂量时需定期检测凝血酶原时间。利福平与乙硫异烟胺合用可加重其肝脏不良反应。氟他胺与抗凝血药如华法林、新双香豆素等联合应用，可见凝血酶原时间延长，增加出血倾向。阿昔洛韦合并用丙磺舒可使本品的排泄减慢，体内药物蓄积。氨基糖苷类药与神经肌肉阻滞剂合用时，可加重神经肌肉阻滞作用，导致肌肉软弱、呼吸抑制或呼吸麻痹等症状。

62~63.【试题答案】 C、A

【试题解析】本组题考查要点是"血液系统疾病用药"。阿替普酶适应证：①急性心肌梗死。②血流不稳定的急性大面积肺栓塞。③急性缺血性脑卒中。叶酸、维生素B_{12}针对巨幼细胞性贫血，补充所需。

64~66.【试题答案】 E、A、B

【试题解析】本组题考查要点是"抗菌药物"。长期使用异烟肼可引起维生素B_6缺乏，每日服用维生素B_6可预防或缓解周围神经炎的发生；二甲双胍会影响维生素B_{12}吸收；大量应用广谱抗菌药如头孢菌素类、碳青霉烯类等抗菌药物，可导致肠道菌群改变，导致维生素B、K合成减少而缺乏，应及时补充。

67~68.【试题答案】 B、D

【试题解析】本组题考查要点是"镇静与催眠药的药理作用与临床评价"。巴比妥类药物口服后容易从胃肠道吸收，其钠盐的水溶液经肌内注射也易被吸收。吸收后分布至全身组织，其中脑和肝脏内浓度较高。药物进入脑组织的快慢取决于药物的脂溶性，脂溶性高的药物出现中枢抑制作用快，如异戊巴比妥。非苯二氮䓬结构的杂环类镇静催眠药有环吡咯酮类如佐匹克隆，其异构体有艾司佐匹克隆，作用于γ-氨基丁酸（GABA）受体，具有镇静催眠、抗焦虑、肌肉松弛和抗惊厥等作用。佐匹克隆口服后吸收迅速，生物利用度约80%，血浆蛋白结合率低，重复给药无蓄积作用，以代谢产物形式主要经由肾脏排泄。

69~71.【试题答案】 A、B、E

【试题解析】本组题考查要点是"抗癫痫药药理作用与作用机制"。二苯并氮䓬类的代表药有卡马西平、奥卡西平。卡马西平具有抗惊厥、抗癫痫、抗神经性疼痛等多种作用，抗癫痫主要通过增强钠通道的灭火效能，限制突触后神经元高频动作电位的发散，阻断神经递质的释放，从而调节神经兴奋性，产生抗癫痫作用。乙内酰脲类药物通过减少钠离子内流而使神经细胞膜稳定，限制Na^+通道介导的发作性放电的扩散。代表药苯妥英钠可延长通道失活时间而减少钠和钙离子内流，抑制神经元持续性高频发放，阻止异常放电向周围的传导。氯硝西泮为苯二氮䓬类抗癫痫药代表药物。

72~75.【试题答案】 C、E、A、B

【试题解析】本组题考查要点是"抗肿瘤药的适应证"。氟他胺用于以前未经治疗或对激素控制疗法无效或失效的晚期前列腺癌患者，它可被单独使用（睾丸切除或不切除）或与促黄体生成激素释放激素（LHRH）激动剂合用。高三尖杉酯碱主要用于急性非淋巴细胞白血病、骨髓增生异常综合征、慢性粒细胞白血病和真性红细胞增多症。长春新碱主要用于急性白血病、急性和慢性淋巴细胞白血病、恶性淋巴瘤、生殖细胞肿瘤、小细胞肺癌、尤文肉瘤、肾母细胞瘤、神经母细胞瘤、乳腺癌、消化道癌、黑色素瘤和多发性骨髓瘤。氟尿嘧啶主要用于消化道肿瘤、绒毛膜上皮癌、乳腺癌、卵巢癌、肺癌、宫颈癌、膀胱癌及皮肤癌。

76～77.【试题答案】 D、E

【试题解析】本组题考查要点是"降血糖药物——非磺酰脲类促胰岛素分泌药、噻唑烷二酮类胰岛素增敏剂"。目前在我国上市的噻唑烷二酮类药物有吡格列酮和罗格列酮。噻唑烷二酮类药物的使用因其不良反应而受限，常见贫血、血红蛋白降低、血容量增加、血细胞比容降低、血红蛋白降低，在开始治疗后4～12周更为明显。不良反应还包括液体滞留、体重增加、心力衰竭。与胰岛素、促胰岛素分泌剂联合应用，可增加低血糖发生的风险。骨关节系统中常见背痛、肌痛、肌酸激酶增高，并可增加女性骨折的风险。瑞格列奈无肾脏功能不全者使用的禁忌，在体内无蓄积，适用于老年和糖尿病肾病者。

78～79.【试题答案】 B、C

【试题解析】本组题考查要点是"抗真菌药、皮肤真菌感染治疗药"。氟胞嘧啶治疗播散性真菌病时通常与两性霉素B联合应用，因单独应用时易致真菌耐药性的发生。浅部真菌病主要包括皮肤癣菌病，如手癣、足癣、体癣、股癣、甲癣及头癣等，还有念珠菌病和花斑糠疹等，临床常见。丙烯胺类抗真菌药包括萘替芬和特比萘芬，为角鲨烯环氧酶的非竞争性、可逆性抑制剂，可于局部应用治疗浅表真菌感染。

80～84【试题答案】 D、E、B、C、A

【试题解析】本组题考查要点是"抗寄生虫药"。伯氨喹主要用于根治间日疟和控制疟疾传播。甲苯咪唑和阿苯达唑是治疗蛔虫病、蛲虫病、钩虫病和鞭虫病的首选药。甲硝唑、替硝唑有抗滴虫和抗阿米巴原虫作用，也广泛地应用于抗厌氧菌感染，为治疗阴道滴虫病的首选药物。氯硝柳胺用于人体和动物绦虫感染，为治疗牛带绦虫、短小膜壳绦虫、阔节裂头绦虫等感染的良好药物。葡糖糖酸锑钠用于治疗黑热病病因治疗。

85～86.【试题答案】 C、E

【试题解析】本组题考查要点是"泻药和便秘治疗药药理作用与作用机制"。刺激性泻药通便起效快，可增强肠道动力和刺激肠道分泌。通过对肠肌间神经丛的作用，刺激结肠收缩和蠕动，缩短肠道转运时间，同时可刺激肠液分泌。药物包括比沙可啶、酚酞、蒽醌类药物（如大黄、番泻叶及麻仁丸等中药）和蓖麻油等。渗透性泻药可在肠内形成高渗状态，吸收水分，增加粪便体积，刺激肠道蠕动，药物包括聚乙二醇、乳果糖、盐类泻药（如硫酸镁等）。

87～89.【试题答案】 D、A、C

【试题解析】本组题考查要点是"抗血栓药"。达比加群酯口服后被迅速吸收，在血浆和肝脏经由酯酶水解为达比加群。在凝血级联反应中，凝血酶（因子Ⅱa）使纤维蛋白原转化为纤维蛋白，抑制凝血酶可预防血栓形成。达比加群是竞争性、可逆性直接凝血酶抑制剂，还可抑制游离凝血酶、已与纤维蛋白结合的凝血酶和凝血酶诱导的血小板聚集。替格瑞洛不是噻吩并吡啶类药物,属环戊基三唑嘧啶类药物,不需经肝脏代谢而直接作用于P2Y12受体,且其拮抗P2Y12的作用可逆。由于它独特的药效和药代动力学特性,与氯吡格雷相比,它可提供更快和更完全的抗血小板作用。直接因子Xa抑制剂:利伐沙班、阿哌沙班。

90~92.【试题答案】 A、B、E

【试题解析】本组题考查要点是"维生素"。维生素B_6用于维生素B_6缺乏的预防和治疗,防治药物(青霉胺、异烟肼、环丝氨酸)中毒或引起的维生素B_6缺乏、脂溢性皮炎、口唇干裂,也可用于妊娠呕吐及放疗和化疗所致的呕吐,以及新生儿遗传性维生素B_6依赖综合征、遗传性铁粒幼细胞贫血。维生素C偶见腹泻、皮肤红亮、头痛、尿频、恶心、呕吐、胃部不适、胃痉挛、尿频等反应,大量可能引起尿酸盐、半胱氨酸或草酸盐结石。维生素K类药物包括维生素K_1、维生素K_4、甲萘氢醌、亚硫酸氢钠甲萘醌。维生素K_1用于维生素K缺乏引起的出血,如梗阻性黄疸、胆瘘、慢性腹泻等所致出血,香豆素类、水杨酸钠等所致的低凝血酶原血症,新生儿出血以及长期应用广谱抗生素所致的体内维生素K缺乏。

93~97.【试题答案】 A、B、C、D、E

【试题解析】本组题考查要点是"镇痛药的禁忌证"。镇痛药的禁忌证包括:①已知对吗啡过敏者、婴幼儿(缓、控释片)、未成熟新生儿、妊娠期及哺乳期妇女、临盆产妇以及呼吸抑制已显示发绀、颅内压增高和颅脑损伤、支气管哮喘、肺源性心脏病代偿失调、甲状腺功能减退、皮质功能不全、前列腺肥大、排尿困难及严重肝功能不全、休克尚未纠正前、麻痹性肠梗阻等患者禁用吗啡。②室上性心动过速、颅脑损伤、颅内占位性病变、慢性阻塞性肺疾病、严重肺功能不全患者禁用哌替啶。哌替啶严禁与单胺氧化酶抑制剂合用。③对曲马多及其赋形剂过敏者,妊娠期妇女,1岁以下儿童,酒精、镇静剂、镇痛药、阿片类或神经类药物急性中毒患者,正在接受单胺氧化酶抑制剂治疗或过去14天内服用过此类药物的患者禁用曲马多。④支气管哮喘、呼吸抑制、呼吸道梗阻、对芬太尼特别敏感的患者及重症肌无力患者禁用芬太尼。⑤呼吸抑制、颅脑损伤、麻痹性肠梗阻、急腹症、胃排空延迟、慢性阻塞性呼吸道疾病、肺源性心脏病、慢性支气管哮喘、高碳酸血症、中重度肝功能障碍、重度肾功能障碍、慢性便秘、使用单胺氧化酶抑制剂小于2周的患者及妊娠期妇女或哺乳期妇女、术前或术后24小时内患者禁用羟考酮。

98~100.【试题答案】 A、E、B

【试题解析】本组题考查要点是"抗心律失常药"。钠通道阻滞剂(第1类),该类药又可以细分为三个亚类,属于Ia类的奎尼丁、普鲁卡因胺,属于Ib类的利多卡因、苯妥英钠、美西律等。属于Ic类的普罗帕酮和氟卡尼等。钙通道阻滞剂(第Ⅳ类),临床常用的有非二氢吡啶类钙通道阻滞剂维拉帕米和地尔硫䓬。延长动作电位时程药(第Ⅲ类),主要代表药有胺碘酮、索他洛尔和溴苄胺等。

三、综合分析选择题

101.【试题答案】 E

【试题解析】本题考查要点是"调节血脂药"。辛伐他汀用于高脂血症、冠心病和脑卒中的防治。用法用量:口服,晚间顿服。因此,本题的正确答案为E。

102. 【试题答案】 C

【试题解析】本题考查要点是"调节血脂药"。用于纯合子家族性高胆固醇血症，推荐1次40mg，晚间顿服；或1日80mg，分早晨20mg、午间20mg和晚间40mg服用。因此，本题正确答案为C。

103. 【试题答案】 C

【试题解析】本题考查要点是"调节血脂药"。对于有弥散性的肌痛、肌软弱及CK升高至大于正常值10倍以上的情况应考虑为肌病，须立即停用辛伐他汀。因此，本题的正确答案为C。

104. 【试题答案】 C

【试题解析】本题考查要点是"万古霉素用法用量"。儿童：全身性感染，出生0~7日新生儿，首剂15mg/kg，继以10mg/kg，每12小时1次，静脉滴注；出生8日~1个月新生儿，首剂15mg/kg，继以10mg/kg，每8小时1次，静脉滴注。儿童，1次10mg/kg，每6小时1次，静脉滴注；或20mg/kg，每12小时1次，静脉滴注。用药时需做血药浓度监测。因此，本题的正确答案为C。

105. 【试题答案】 E

【试题解析】本题考查要点是"万古霉素临床应用注意"。万古霉素不宜肌内注射，静脉滴注时应尽量避免药液外漏，且应经常更换注射部位，滴注速度应缓慢，滴注时间至少在60分钟以上。因此，本题的正确答案为E。

106. 【试题答案】 D

【试题解析】本题考查要点是"糖肽类抗菌药物典型不良反应"。万古霉素和去甲万古霉素快速滴注时可出现血压降低，甚至心搏骤停，以及喘鸣、呼吸困难、上部躯体发红（红人综合征，主要由嗜碱性粒细胞和肥大细胞释放组胺引起的，用苯海拉明和减慢万古霉素输注速度可以避免该反应的发生）、胸背部肌肉痉挛等。因此，本题的正确答案为D。

107. 【试题答案】 A

【试题解析】本题考查要点是"二肽基肽酶-4抑制剂"。目前在国内上市的二肽基肽酶-4（DPP-4）抑制剂为西格列汀、沙格列汀、维格列汀、利格列汀和阿格列汀。因此，本题的正确答案为A。

108. 【试题答案】 C

【试题解析】本题考查要点是"二肽基肽酶-4抑制剂的作用特点"。DPP-4抑制剂可作为单药治疗，用于不能耐受或禁用二甲双胍、磺酰脲类和噻唑烷二酮类药物的患者，例如合并慢性肾脏病或低血糖风险特别高的患者。DPP-4抑制剂对体重的作用为中性或轻度增加。DPP-4抑制剂作用强度中等，具有下列特点：①可中效、稳定地降低糖化血红蛋白，其可降低HbA1c水平0.8%~1%。②在联合用药上更加随机、方便，既可单药治疗亦可联合应用，发生低血糖反应较少，对体重、血压几乎无影响。因此，本题的正确答案为C。

109. 【试题答案】 C

【试题解析】本题考查要点是"西格列汀用法用量"。西格列汀口服：①本品单药治疗的推荐剂量为100mg，1日1次。②轻度肾功能不全者不需调整剂量，中度肾功能不全者（$30\text{mL/min} < C_{cr} \leq 50\text{mL/min}$）调整为50mg/d，重度肾功能不全者（$C_{cr} \leq 30\text{mL/min}$）调整为25mg/d。因此，本题的正确答案为C。

110. 【试题答案】 B

【试题解析】本题考查要点是"二肽基肽酶-4抑制剂典型不良反应和禁忌"。DPP-4抑制剂总的耐受性良好。常见咽炎、鼻炎、上呼吸道感染、泌尿道感染；另可常见腹泻、肌痛、关节痛、高血压；偶见轻度肝酶升高、碱性磷酸酶降低、急性胰腺炎。注意DPP-4抑制剂可能诱发急性坏死性胰腺炎。因此，本题的正确答案为B。

四、多项选择题

111. 【试题答案】 ABE

【试题解析】本题考查要点是"抗癫痫药"。卡马西平口服吸收慢而不规律，经肝脏代谢，并能诱发肝药酶活性，加速自身代谢，代谢产物存在药理活性，经肾脏和粪便排泄。苯妥英钠与卡马西平合用，可通过肝药酶诱导而降低卡马西平的血浆药物浓度。奥卡西平对肝药酶有弱诱导作用。因此，本题的正确答案为ABE。

112. 【试题答案】 ACDE

【试题解析】本题考查要点是"抗贫血药"。酸性条件可以促进铁剂的吸收，因此铁剂可以和富含维生素C物质以及果汁一起服用，而抗酸药不能与铁剂同时服用。服用铁剂时，还应避免与牛奶、茶、咖啡同用，特别是茶叶，因茶叶中的鞣酸与铁结合成不易吸收的物质，而牛奶含磷高，会与铁竞争，影响铁剂的吸收。口服铁剂常有胃肠道反应，如胃肠不适、腹痛、腹泻或便秘等副作用，饭前空腹服用有利于铁的吸收，但服用时间还需根据个体反应而定，若空腹不能耐受，可改为饭后服用，并将每日用量分3次服用。硫酸亚铁可减少肠蠕动，引起便秘，并排黑便。因此，本题的正确答案为ACDE。

113. 【试题答案】 DE

【试题解析】雷洛昔芬是选择性雌激素受体调节剂，对雌激素作用的组织有选择性的激动或拮抗活性。依普黄酮是合成的一种异黄酮衍生物，不具有雌激素对生殖系统的影响，但却能增加雌激素的活性，具有雌激素样的抗骨质疏松特性。因此，本题的正确答案为DE。

114. 【试题答案】 ABCDE

【试题解析】本题考查要点是"抗心绞痛药"。5-单硝酸异山梨酯有片剂和缓释剂型，在胃肠道吸收完全，无肝脏首关效应，生物利用度近100%。5-单硝酸异山梨酯由于本身具有药理活性，可于30~60分钟起效，作用持续3~6小时；缓释片于60~90分钟起效，作用持续约12小时，血浆半衰期为4~5小时。硝酸酯类药不合理使用可致耐药性的发生，任何剂型连续使用24小时都有可能。采用偏离心脏给药方法，可能减缓耐药性的发生。硝酸酯类药使用禁忌：对硝酸酯类过敏者；青光眼患者；严重低血压者；已使用5型磷酸二酯酶抑制剂药（如西地那非等）者。硝酸甘油舌下含服吸收迅速完全，生物利用度可达80%，在肝脏被迅速代谢为两个几乎没有活性的中间产物，1,2-二硝酸甘油和1,3-二硝酸甘油，经肾脏排出，血液透析清除率低。硝酸甘油用于防治心绞痛、充血性心力衰竭和心肌梗死，外科手术所诱导的低血压和控制高血压。因此，本题的正确答案为 ABCDE。

115. 【试题答案】　ABE

【试题解析】本题考查要点是"抗雄激素类药"。氟他胺的主要不良反应系因治疗过程中雄激素作用减少所致，包括男性乳房女性化及乳房触痛、溢乳等，减少剂量或停药后症状消失。少见腹泻、呕吐、食欲增加、失眠或疲倦等症状，一般不影响用药。罕见性欲减退、暂时性肝功能异常和精子计数减少。因此，本题的正确答案为 ABE。

116. 【试题答案】　ABCD

【试题解析】本题考查要点是"破坏 DNA 的抗生素典型不良反应"。骨髓功能抑制，可致白细胞及血小板计数减少。白细胞减少，常发生于用药后 28~42 日，一般在 42~56 日恢复。恶心、呕吐反应常发生于给药后 1~2 小时，呕吐于 3~4 小时内停止，恶心可持续 2~3 日。间质性肺炎、不可逆的肾衰竭、食欲减退、呕吐、厌食、口腔炎、腹泻、皮疹、荨麻疹、发热伴红皮症等。因此，本题的正确答案为 ABCD。

117. 【试题答案】　BC

【试题解析】本题考查要点是"酰胺醇类抗菌药物的典型不良反应"。酰胺醇类抗菌药物包括氯霉素、甲砜霉素及无味氯霉素等。临床应用的有氯霉素及甲砜霉素。典型不良反应：①骨髓造血功能障碍：可出现血细胞减少，严重者出现再生障碍性贫血，少数发生溶血性贫血、铁粒幼细胞贫血。②新生儿剂量达 140~160mg/（kg·d），可致致死性的灰婴综合征。因此，本题的正确答案为 BC。

118. 【试题答案】　ABCDE

【试题解析】本题考查要点是"单克隆抗体类药物"。单克隆抗体靶向药为大分子蛋白质，静脉滴注可致患者发生过敏样反应或其他超敏反应。轻中度过敏反应表现为发热、寒战、头痛、皮疹等，少数患者可发生严重过敏反应，出现血压下降、气管痉挛、呼吸困难等。因此，本题的正确答案为 ABCDE。

119. 【试题答案】　ABCDE

【试题解析】本题考查要点是"溶栓药（溶栓酶）"。阿替普酶具有纤维蛋白特异性，急性缺血性脑卒中的治疗应在症状发作后的 3 小时内开始。不能用于 18 岁以下及 80 岁以上的急性脑卒中患者。急性脑缺血脑卒中，推荐剂量为 0.9mg/kg（最大剂量为 90mg），总剂量的 10% 先从静脉推入，剩余剂量在随后 60 分钟持续静脉滴注。有高危出血倾向者禁用。因此，本题的正确答案为 ABCDE。

120. 【试题答案】　CD

【试题解析】本题考查要点是"镇痛药典型不良反应和禁忌"。阿片类药物治疗期间常出现不良反应，便秘、恶心、呕吐、镇静、精神运动功能受损及尿潴留；此外还要监测患者有无呼吸抑制、支气管痉挛；少见瞳孔缩小、黄视；罕见视觉异常或复视。还应留心患者的呼吸系统、肾或肝功能障碍，以及睡眠呼吸暂停或精神疾病。因此，本题的正确答案为 CD。

药学专业知识（二）

临考冲刺模拟试卷（三）

一、**最佳选择题**（每题 1 分，共 40 题，共 40 分）下列每小题的四个选项中，只有一项是最符合题意的正确答案，多选、错选或不选均不得分。

1. 青光眼常见于 40 岁以上的中、老年人，尤以老年妇女居多。以下用于治疗青光眼的常用药物不包含（　　）
   A. 氧氟沙星　　　　　　　　B. β受体阻断剂
   C. 受体激动剂　　　　　　　D. 前列腺素类似物
   E. 碳酸酐酶抑制剂

2. 易发生持续性干咳不良反应的药品是（　　）
   A. 氢氯噻嗪　　　　　　　　B. 硝苯地平
   C. 福辛普利　　　　　　　　D. 硝酸甘油
   E. 利血平

3. 大剂量服用或用药过量可发生高钙血症，表现为畏食、恶心、呕吐、便秘、腹痛、肌无力、心律失常的药是（　　）
   A. 氢氧化铝　　　　　　　　B. 三硅酸镁
   C. 碳酸钙　　　　　　　　　D. 铝碳酸镁
   E. 硫糖铝

4. 用于散瞳的眼用药物是（　　）
   A. 溴莫尼定　　　　　　　　B. 噻吗洛尔
   C. 毛果芸香碱　　　　　　　D. 复方托吡卡胺
   E. 拉坦前列素

5. 与利血平合用，可导致体位性低血压、心动过缓、头晕、晕厥的药品是（　　）
   A. 福辛普利　　　　　　　　B. 普萘洛尔
   C. 厄贝沙坦　　　　　　　　D. 阿利克仑
   E. 甲基多巴

6. 常见不良反应是出血如血管损伤处出血（如血肿）、注射部位处出血、颅内出血、呼吸道出血、胃肠道出血、皮肤瘀斑、泌尿生殖道出血（如血尿、泌尿道的出血）的药物是（　　）
   A. 阿替普酶　　　　　　　　B. 瑞替普酶
   C. 尿激酶　　　　　　　　　D. 链激酶
   E. 降纤酶

7. 可导致新生儿药物性黄疸的是（　　）

A. 头孢他啶 B. 阿莫西林
C. 林可霉素 D. 磺胺嘧啶
E. 罗红霉素

8. 解痉药的主要药品有颠茄、阿托品、山莨菪碱等，其中阿托品临床上可用于治疗（ ）
A. 膀胱刺激症状 B. 轻度胃肠平滑肌痉挛
C. 输尿管结石腹痛 D. 胃及十二指肠溃疡
E. 胃炎

9. 下列各项中，关于胰岛素及胰岛素类似物的典型不良反应不包括（ ）
A. 低血糖反应 B. 高钾血症
C. 脂肪萎缩与肥厚 D. 血管神经性水肿
E. 注射部位红肿

10. 用于血尿酸和24小时尿尿酸过多，或有痛风石、泌尿系结石及不宜用促尿酸排出药者的药物是（ ）
A. 秋水仙碱 B. 别嘌醇
C. 布洛芬 D. 泼尼松龙
E. 聚乙二醇尿酸酶

11. 与多柔比星存在交叉耐药性的抗肿瘤药物是（ ）
A. 右雷佐生 B. 柔红霉素
C. 阿糖胞苷 D. 甲氨蝶呤
E. 环磷酰胺

12. 对铜绿假单胞菌属的大多数菌株具良好抗菌作用，对甲氧西林敏感葡萄球菌具抗菌活性，对肺炎链球菌、溶血性链球菌和粪肠球菌仅具中等抗菌活性的药物是（ ）
A. 诺氟沙星 B. 环丙沙星
C. 培氟沙星 D. 氧氟沙星
E. 依诺沙星

13. 具广谱抗菌作用，对多数新型隐球菌分离株具抗菌作用，通常对念珠菌属中的白念珠菌、热带念珠菌和近平滑念珠菌具抗菌作用的药物是（ ）
A. 卡泊芬净 B. 氟胞嘧啶
C. 伏立康唑 D. 氟康唑
E. 两性霉素B

14. 克罗米通乳膏用于治疗（ ）
A. 寻常痤疮 B. 疥疮
C. 体癣、股癣 D. 蛲虫感染
E. 带状疱疹

15. 常用抗真菌药中，（ ）具广谱抗真菌活性，对耐氟康唑及两性霉素B的念珠菌属、曲霉属、组织胞浆菌属、芽生菌属、球孢子菌属等均具较好的活性，但对隐球菌作用差。

A. 多烯类抗真菌药 B. 唑类抗真菌药
C. 丙烯胺类抗真菌药 D. 棘白菌素类抗真菌药
E. 嘧啶类抗真菌药

16. 高三尖杉酯碱对( )细胞作用明显。
    A. G_1期 B. G_2期
    C. G_3期 D. M期
    E. S期

17. 下列抗心律失常药中,属于Ia类钠通道阻滞剂的是( )
    A. 奎尼丁 B. 利多卡因
    C. 苯妥英钠 D. 普罗帕酮
    E. 氟卡尼

18. 兼具抑菌作用、抑制痛觉神经和刺激腺体分泌的鼻用制剂是( )
    A. 复方薄荷脑滴鼻液 B. 异丙托溴铵吸入剂
    C. 氟替卡松鼻喷剂 D. 鲑鱼降钙素鼻喷剂
    E. 利巴韦林滴鼻液

19. ( )为肾上腺素$β_2$受体激动剂,可激动子宫平滑肌中的$β_2$受体,抑制子宫平滑肌的收缩频率和强度,减少子宫的活动而延长妊娠期;同时由于其可使腺苷酸环化酶的活性增强(cAMP增多)而产生保胎作用。
    A. 利托君 B. 硫前列酮
    C. 硫酸镁 D. 地诺前列酮
    E. 普拉睾酮

20. 奥司他韦治疗流行性感冒,理想状态下首次用药的时间是( )
    A. 出现流感症状后36小时内 B. 出现流感症状后72小时内
    C. 出现流感症状后96小时内 D. 出现流感症状后100小时内
    E. 出现流感症状后120小时内

21. 2岁以下儿童腹泻,禁用的药品是( )
    A. 双八面体蒙脱石散 B. 双歧三联活菌胶囊
    C. 盐酸洛哌丁胺胶囊 D. 地衣芽孢杆菌胶囊
    E. 口服补液盐

22. 主要用于房颤与心房扑动(房扑)的复律、复律后窦性节律的维持和危及生命的室性心律失常的药物是( )
    A. 奎尼丁 B. 利多卡因
    C. 美西律 D. 苯妥英钠
    E. 妥卡尼

23. 替罗非班的作用机制是( )
    A. 拮抗维生素K B. 阻断血小板糖蛋白Ⅱb/Ⅲa受体
    C. 抑制凝血酶 D. 抑制凝血因子Xa
    E. 抑制凝血因子Ⅱ0

24. 高血钾的肾损伤患者，禁用下列哪种利尿药(　　)
    A. 呋塞米　　　　　　　　B. 依他尼酸
    C. 螺内酯　　　　　　　　D. 山梨醇
    E. 氢氯噻嗪

25. 可致光敏反应的抗菌药物是(　　)
    A. 克林霉素　　　　　　　B. 美罗培南
    C. 阿米卡星　　　　　　　D. 头孢哌酮
    E. 莫西沙星

26. 可以碱化尿液，用于代谢性酸中毒的药物是(　　)
    A. 氯化铵　　　　　　　　B. 氯化钠
    C. 硫酸镁　　　　　　　　D. 乳酸钠
    E. 精氨酸

27. 不能渗入脑脊液，不能用于治疗脑膜炎的β-内酰胺类抗菌药物是(　　)
    A. 氨曲南　　　　　　　　B. 头孢唑林
    C. 氨苄西林　　　　　　　D. 舒巴坦
    E. 亚胺培南

28. 临床主要用于耐药金黄色葡萄球菌或革兰阳性菌所致严重感染，特别是甲氧西林耐药葡萄球菌属、肠球菌属及青霉素耐药肺炎链球菌所致败血症、心内膜炎、脑膜炎、肺炎、骨髓炎的抗生素为(　　)
    A. 哌拉西林　　　　　　　B. 氨曲南
    C. 阿莫西林　　　　　　　D. 万古霉素
    E. 庆大霉素

29. 关于肝素和低分子肝素作用特点的说法，错误的是(　　)
    A. 皮下给药，低分子肝素的生物利用度接近100%
    B. 肝素与低分子肝素相比，起效快，失效也快
    C. 低分子肝素抗凝作用维持时间较长，可以1日1次或2次给药
    D. 肝素与低分子肝素均可使用硫酸鱼精蛋白迅速逆转抗凝作用
    E. 与肝素相比，低分子肝素给药相对方便且不会通过胎盘屏障，是妊娠期首选的抗凝药

30. 下列不属于硝基呋喃类抗菌药物呋喃妥因不良反应的是(　　)
    A. 失眠　　　　　　　　　B. 恶心、呕吐
    C. 狼疮样反应　　　　　　D. 腹泻
    E. 皮疹

31. 成人口服甲硝唑用于治疗(　　)时，1次500mg，1日2次，治疗7日。
    A. 滴虫病　　　　　　　　B. 麦地那龙线虫病
    C. 细菌性阴道病　　　　　D. 肠道外阿米巴病
    E. 贾第鞭毛虫病

32. 脑膜炎球菌所致的流行性脑脊髓膜炎的治疗和预防宜选用的药物是(　　)

A. 红霉素 B. 舒巴坦
C. 庆大霉素 D. 阿米卡星
E. 磺胺嘧啶

33. 甲氨蝶呤临床应用禁忌不包括（　　）
    A. 有酒精中毒或酒精性肝病的患者
    B. 有严重急性或慢性感染的患者
    C. 有消化性溃疡病或溃疡性结肠炎的银屑病患者
    D. 接受中枢神经系统放疗的患者
    E. 急性白血病患者

34. 主要用于治疗皮肤真菌感染，可抑制角鲨烯环氧酶活性，属于丙烯胺类的抗真菌药物是（　　）
    A. 制霉菌素 B. 特比萘芬
    C. 联苯苄唑 D. 阿莫罗芬
    E. 环吡酮胺

35. 氟胞嘧啶治疗播散性真菌病时通常与（　　）联合应用，因单独应用时易致真菌耐药性的发生。
    A. 酮康唑 B. 两性霉素 B
    C. 伊曲康唑 D. 利福平
    E. 氟康唑

36. 使用奥沙利铂后最需要关注的典型不良反应是（　　）
    A. 神经毒性 B. 消化道反应
    C. 肝毒性 D. 肾毒性
    E. 血液毒性

37. 丙烯胺类抗皮肤真菌的代表药为（　　）
    A. 伏立康唑 B. 特比萘芬
    C. 伊曲康唑 D. 卡泊芬净
    E. 米卡芬净

38. 特比萘芬临床上作为（　　）的首选药。
    A. 孢子丝菌病 B. 皮肤癣菌病
    C. 着色芽生菌病 D. 曲霉病
    E. 胸腔内脓肿

39. 酸碱平衡调节药中，临床上用于高钾血症或普鲁卡因胺引起的心律失常伴有酸血症者的是（　　）
    A. 乳酸钠 B. 氯化钠
    C. 碳酸氢钠 D. 氯化铵
    E. 复方乳酸钠山梨醇

40. 监测他汀类药物所致肌毒性的临床指标是（　　）
    A. 乳酸脱氢酶 B. 尿淀粉酶

C. 碱性磷酸酶　　　　　　　　D. 肌酸激酶
E. γ-谷氨酰转移酶

二、配伍选择题（每题1分，共60题，共60分）题目分为若干组，每组题目对应同一组备选项，备选项可重复选用，也可不选用。每题只有1个备选项最符合题意。

A. 普鲁卡因胺　　　　　　　　B. 普罗帕酮
C. 美西律　　　　　　　　　　D. 奎尼丁
E. 胺碘酮

41. 适用于室上性和室性心律失常的治疗，可用于器质性心脏病、心功能不全者，促心律失常反应少的药物是（　　）
42. 典型不良反应为尖端扭转型室速、胃肠道不适、房室结传导加快的药物是（　　）
43. 用于室上性和室性心律失常的治疗，也用于预激综合征房颤合并快速心率，或鉴别不清室性或室上性来源的宽QRS心动过速的药物是（　　）
44. 用于室性期前收缩及室性心动过速、心室纤颤及急性心肌梗死或洋地黄所致心律失常的药物是（　　）
45. 典型不良反应为室速、充血性心力衰竭、房室结传导加快（转变成房扑）的药物是（　　）

A. 噻替哌　　　　　　　　　　B. 司莫司汀
C. 替莫唑胺　　　　　　　　　D. 罗格列酮
E. 顺铂

46. 对酸不稳定，不能口服，且在胃肠道中吸收较差，必须静脉或肌内注射的药是（　　）
47. 用于多形性胶质母细胞瘤或间变性星形细胞瘤的是（　　）
48. 进行化疗时，应避免同时联合其他对骨髓功能抑制较强的药物的是（　　）
49. 与氯霉素、呋塞米或依他尼酸合用，可增加其耳毒性的药物是（　　）

A. 伊立替康　　　　　　　　　B. 司莫司汀
C. 依托泊苷　　　　　　　　　D. 博来霉素
E. 丝裂霉素

50. 与他莫昔芬合用，可增加溶血性尿毒症发生危险的药物是（　　）
51. 对于非霍奇金淋巴瘤，与长春新碱联合使用可发生急性可逆性肺部反应风险增大的药物是（　　）

A. 氟尿嘧啶　　　　　　　　　B. 甲氨蝶呤
C. 氨苯蝶啶　　　　　　　　　D. 乙胺嘧啶
E. 吉西他滨

52. 用药期间不宜饮酒或同用阿司匹林类药的药物是(　　)
53. 与具有抗叶酸作用的氨苯蝶啶、乙胺嘧啶等药物同用,可使其毒副作用增加的抗叶酸类抗肿瘤药是(　　)

    A. 多烯类抗真菌药　　　　　　B. 三唑类抗真菌药
    C. 丙烯胺类抗真菌药　　　　　D. 棘白菌素类抗真菌药
    E. 其他抗真菌药

54. 伊曲康唑属于(　　)
55. 两性霉素 B 属于(　　)
56. 卡泊芬净属于(　　)
57. 特比萘芬属于(　　)
58. 氟胞嘧啶属于(　　)

    A. 苯甲酸钠咖啡因　　　　　　B. 曲马多
    C. 阿托品　　　　　　　　　　D. 氟马西尼
    E. 嗅吡斯

59. 阿片类镇痛药与(　　)合用,不仅能加重便秘,还可增加麻痹性肠梗阻和尿潴留危险。
60. 与单胺氧化酶抑制药合用,可引起躁狂、昏迷、惊厥,甚至严重的呼吸抑制导致死亡的药物是(　　)

    A. 阿利克仑(阿利吉仑)　　　　B. 氨氯地平
    C. 卡托普利　　　　　　　　　D. 硝普钠
    E. 甲基多巴

61. 可能引起持续性干咳的抗高血压药是(　　)
62. 嗜铬细胞瘤、冠心病、溶血性贫血、有抑郁病史、肝肾功能不全者慎用的抗高血压药是(　　)
63. 肾功能不全而应用(　　)超过 42~72 小时者,每日须测定血浆中氰化物或硫氰酸盐,保持硫氰酸盐不超过 100μg/mL。

    A. 维生素 B_1　　　　　　　　B. 维生素 B_2
    C. 维生素 B_{12}　　　　　　　D. 依诺肝素
    E. 酚磺乙胺

64. (　　)与抗酸药碳酸氢钠、枸橼酸钠等合用,可使维生素发生变质和破坏。
65. (　　)与甲状腺素、促胃肠动力药甲氧氯普胺合用,可减少维生素的吸收。

    A. 头孢噻肟　　　　　　　　　B. 头孢哌酮
    C. 头孢唑林　　　　　　　　　D. 头孢曲松

E. 头孢美唑

66. 属于第一代头孢菌素,可用于围术期预防感染的抗菌药物是( )
67. 属于第三代头孢菌素,常规每日给药1次的抗菌药物是( )

A. 唑来膦酸 B. 依替膦酸二钠
C. 帕米膦酸二钠 D. 阿仑膦酸钠
E. 依降钙素

68. 具有双向作用,小剂时抑制骨吸收,大剂量时抑制骨形成的药物是( )
69. 主要作用为抑制骨吸收,诱导破骨细胞凋亡,还可通过与骨的结合阻断破骨细胞对矿化骨和软骨吸收的药物是( )
70. 属于第二代钙代谢调节药,对磷酸钙有很强的亲和性的药物是( )
71. 属于第三代氨基二膦酸盐类骨代谢调节药,并且没有骨矿化抑制作用的药物是( )

A. 甲巯咪唑 B. 甲泼尼龙
C. 泼尼松 D. 双膦酸盐
E. 左旋咪唑

72. 用于器官移植的抗排异反应的药物是( )
73. 用于治疗结缔组织病、系统性红斑狼疮、严重的支气管哮喘、皮肌炎、血管炎等过敏性疾病的是( )
74. 用于甲状腺危象治疗的是( )
75. 用于治疗高钙血症时,应注意补充液体,使一日尿量达2000mL以上的是( )

A. 别嘌醇 B. 苯溴马隆
C. 秋水仙碱 D. 非布司他
E. 水杨酸钠

76. 痛风性关节炎急性发作期常用的治疗药物是( )
77. 反复发作或慢性痛风者常用的治疗药物是( )
78. 痛风性关节炎非急性发作期常用的治疗药物是( )
79. 适用于痛风患者高尿酸血症的长期治疗的药物是( )

A. 速效胰岛素类似物 B. 短效胰岛素
C. 中效胰岛素 D. 长效胰岛素
E. 超长效胰岛素

80. 甘精胰岛素属于( )
81. 门冬胰岛素属于( )
82. 赖脯胰岛素属于( )
83. 地特胰岛素属于( )

A. 依折麦布 B. 非诺贝特
C. 辛伐他汀 D. 氟伐他汀
E. 瑞舒伐他汀

84. 患者，男，65岁。体检结果：三酰甘油（TG）3.20mmol/L（正常参考范围0.56~1.70mmol/L），低密度脂蛋白胆固醇（LDL-C）2.6mmol/L（正常参考范围2.1~3.1mmol/L），高密度脂蛋白胆固醇（HDL-C）1.23mmol/L（正常参考范围1.03~2.07mmol/L），宜选用的调血脂药是（ ）
85. 患者，男，60岁。入院诊断为高胆固醇血症、支原体肺炎。医师拟选用克拉霉素治疗支原体肺炎，同时需进行调血脂治疗，不宜与克拉霉素合用的调血脂药是（ ）
86. 患者，女，55岁。经皮冠状动脉介入治疗（PCI）术后一直服用他汀类药物，但是低密度脂蛋白胆固醇（LDL-C）未达标，医师增加了他汀类药物的剂量后，患者的ALT升至120U/L，故医师拟恢复原他汀药物的剂量，并联用其他调血脂药，该患者宜联用的药物是（ ）

A. 孟鲁司特 B. 氟替卡松
C. 噻托溴铵 D. 布地奈德
E. 多索茶碱

87. 属于白三烯受体阻断剂的平喘药是（ ）
88. 属于M胆碱受体阻断剂的平喘药是（ ）

A. 灰黄霉素 B. 氟胞嘧啶
C. 两性霉素B D. 卡泊芬净
E. 氟康唑

89. 为降低肾毒性而制成脂质体剂型的抗真菌药物是（ ）
90. 极易产生耐药性，不能单独使用的抗真菌药物是（ ）

A. 酚妥拉明 B. 度他醇胺
C. 普适泰 D. 特拉唑嗪
E. 肾上腺素

91. 属于α_1受体阻断药的抗良性前列腺增生症的药品是（ ）
92. 属于5α受体还原酶抑制剂的抗良性前列腺增生症的药品是（ ）

A. 左炔诺孕酮片 B. 复方庚酸炔诺酮注射液
C. 去氧孕烯炔雌醇片 D. 米非司酮片
E. 双炔失碳酯肠溶片

93. 一次用药可避孕1个月经周期的药物是（ ）
94. 在其他避孕方法偶然失误时，可选用的紧急避孕药是（ ）
95. 某育龄妇女停经45天，经诊断已经且其意愿为终止妊娠，医生开具的与前列腺素

类药物序贯使用的药物是( )

A. 氟他胺　　　　　　　　B. 炔雌醇
C. 阿那曲唑　　　　　　　D. 他莫昔芬
E. 丙酸睾酮

96. 属于抗雌激素的肿瘤药是( )
97. 属于抗雄激素的肿瘤药是( )
98. 属于芳香酶制剂的抗肿瘤药是( )

A. 右美沙芬　　　　　　　B. 氯化铵
C. 可待因　　　　　　　　D. 苯丙哌林
E. 羧甲司坦

99. 具有成瘾性的中枢性镇咳药是( )
100. 没有成瘾性，兼有中枢和外周镇咳作用的药品是( )

三、综合分析选择题（每题1分，共10题，共10分）题目分为若干组，每组题目基于同一个临床情景病例、实例或案例的背景信息逐题展开。每题的备选项中，只有1个最符合题意。

患者，女，26岁。因心悸、手颤、易饥饿、烦躁易怒前来就诊，实验室检查游离甲状腺素（FT_3、FT_4）增高、促甲状腺素（TSH）降低，诊断为甲状腺功能亢进症。医师处方给予抗甲状腺药治疗。

101. 临床可选用的起效快，代谢慢，维持时间较长的抗甲状腺药是( )
    A. 卡比马唑　　　　　　　B. 丙硫氧嘧啶
    C. 甲巯咪唑　　　　　　　D. 碳酸锂
    E. 复方碘溶液

102. 目前患者心动过速（115次/分），应考虑联合应用的药物是( )
    A. 特布他林　　　　　　　B. 碘化钾
    C. 普萘洛尔　　　　　　　D. 利多卡因
    E. 左甲状腺素

103. 患者用药3个月后，实验室检查：胰岛素自身抗体阳性。最可能与此有关的药物是( )
    A. 普萘洛尔　　　　　　　B. 丙硫氧嘧啶
    C. 甲巯咪唑　　　　　　　D. 碳酸锂
    E. 复方碘溶液

患者，女性，61岁，几天前出现无明显诱因发热，最高39℃，伴寒战；无咳嗽、咳痰。在门诊进行阿莫西林抗感染治疗4日无改善，于是转入院治疗。查体：体温38.8℃，呼吸频率21次，血压110/70mmHg，脉搏110次/分。患者表现为神清、精神差、颈软、咽不红、双扁桃体不大；双肺呼吸音清，无明显干湿啰音。查血常规白细胞 13.4×10^9/L，中性粒细胞82.1%，胸片、肝肾功能未见明显异常。入院后给予亚胺培南西司他丁 0.5g，每6小时一次。

104. 患者使用亚胺培南西司他丁期间的注意事项不包括(　　)
    A. 询问过敏史，使用期间密切关注过敏反应
    B. 有可能引起维生素 D 缺乏症状
    C. 患过胃肠道疾病尤其是结肠炎的患者慎用
    D. 需关注中枢神经系统不良反应
    E. 不适用于脑膜炎的治疗

105. 经过美罗培南治疗3天后，患者仍有高热、寒战的症状，经 CT 检查，发现两肺下叶斑片状密度增高影，真菌-β-D-葡聚糖 550pg/mL，考虑为真菌感染，加用氟康唑。下列说法不正确的是(　　)
    A. 氟康唑对曲霉菌有效　　B. 氟康唑对光滑念珠菌无效
    C. 氟康唑对念珠菌有效　　D. 氟康唑抗菌活性强
    E. 氟康唑水溶性好，口服吸收好

106. 下列选项中，氟康唑对(　　)真菌不敏感。
    A. 新型隐球菌　　　　　　B. 克柔念珠菌
    C. 小孢子菌属　　　　　　D. 糠秕马拉色菌
    E. 皮炎芽生菌

107. 下列选项中，关于氟康唑的注意事项，叙述不正确的是(　　)
    A. 患者使用氟康唑后不会出现致死性肝毒性
    B. 氟康唑使用过程中肝功能异常的患者，需要密切监测有无更严重的肝损害发生
    C. 如患者的临床症状和体征提示出现了与使用药物相关的肝损害，应停用氟康唑
    D. 氟康唑使用过量可发生幻觉和兴奋性偏执行为
    E. 氟康唑不良反应主要为胃肠道反应

患者，男，66岁。BM 124kg/m²，高血压病史15年，冠心病史3年，目前规律服用阿司匹林、贝那普利、氨氯地平、美托洛尔、阿托伐他汀、螺内酯、呋塞米、单硝酸异山梨酯治疗。患者饮酒饱餐后出现胸闷，心前区疼痛，自服1片硝酸甘油不能缓解，来急诊科就诊。查体：血压163/83mmHg，心率80次/分。临床诊断为：①心绞痛急性发作；②心功能不全、心功能Ⅲ级；③高血压病3级；④高脂血症。

108. 该患者自述服用硝酸甘油无效，可能的原因不包括(　　)
    A. 贝那普利、阿托伐他汀等拮抗硝酸甘油的疗效
    B. 硝酸甘油片被吞服，而不是舌下含服
    C. 硝酸甘油片已经过期
    D. 硝酸甘油片单次剂量不足，次数不足
    E. 硝酸甘油片未密闭遮光保存，药品变质失效

109. 该患者的治疗药物中，可抑制心肌重构，改善左室功能的药物是(　　)

A. 氨氯地平 B. 美托洛尔
C. 阿托伐他汀 D. 呋塞米
E. 单硝酸异山梨酯

110. 能够改善该患者体液潴留的药物是( )
A. 氨氯地平 B. 阿托伐他汀
C. 呋塞米 D. 贝那普利
E. 美托洛尔

四、多项选择题（每题1分，共10题，共10分）下列每小题的备选答案中，有两个或两个以上符合题意的正确答案，多选、少选、错选、不选均不得分。

111. 单硝酸异山梨酯的适应证包括( )
A. 冠心病的长期治疗
B. 心绞痛的预防
C. 心肌梗死后持续心绞痛的治疗
D. 与洋地黄、利尿剂联合治疗慢性心功能衰竭
E. 充血性心力衰竭的治疗

112. 选择性阻断 $β_1$ 肾上腺素受体的药物有( )
A. 阿替洛尔 B. 吲哚洛尔
C. 拉贝洛尔 D. 美托洛尔
E. 比索洛尔

113. 关于磺酰脲类降糖药的分类及临床应用的说法，正确的有( )
A. 格列吡嗪、格列本脲为第一代磺酰脲类药物
B. 最常见的不良反应为低血糖
C. 禁用于1型糖尿病患者
D. 轻中度肾功能不全者可选用格列喹酮
E. 可用于控制应激状态如发热、感染和外科手术时的高血糖

114. 奎尼丁的典型不良反应有( )
A. 尖端扭转型室速 B. 胃肠道不适
C. 房室结传导加快 D. 狼疮样综合征
E. 充血性心力衰竭

115. 中/长链脂肪乳注射液临床应用禁忌有( )
A. 严重高脂血症者 B. 严重凝血功能异常者
C. 存在失代偿性心功能不全者 D. 严重脓毒症者
E. 急性休克者

116. 地屈孕酮的适应证包括( )
A. 子宫内膜异位症 B. 功能失调性子宫出血
C. 经前期紧张综合征 D. 孕激素缺乏所致先兆流产

E. 黄体功能不全所致不孕症

117. 下列避孕药中，属于短效口服避孕药的有（　　）
 A. 羟孕酮 B. 孕二烯酮
 C. 去氧孕烯 D. 左炔诺孕酮
 E. 庚酸炔诺酮

118. 莫西沙星可能导致的严重不良反应有（　　）
 A. 肌腱撕裂、肌腱炎 B. 视网膜脱落
 C. 尖端扭转性室性心动过速 D. 外源性过敏性肺泡炎
 E. 肾衰竭

119. （　　）等与利尿剂如呋塞米合用时，可加重肾功能损害。
 A. 头孢美唑 B. 头孢西丁
 C. 头孢米诺 D. 美罗培南
 E. 拉氧头孢

120. （　　）可抑制肝药酶，与卡马西平、丙戊酸等合用，可增加上述药的血浆浓度。
 A. 红霉素 B. 红霉素酯化物
 C. 克拉霉素 D. 阿奇霉素
 E. 米诺环素

模拟试卷（三）参考答案及解析

一、最佳选择题

1.【试题答案】　A

【试题解析】本题考查要点是"青光眼用药"。青光眼涉及的用药包括如下几类：①拟胆碱药，选择性直接作用于M胆碱受体，引起缩瞳，眼压下降，并有调节痉挛等作用。②β受体阻断剂，减少睫状体的房水生成。③α_2受体激动剂，促进房水流出和减少房水生成；碳酸酐酶抑制剂，减少房水生成；前列腺素衍生物，通过影响葡萄膜、巩膜通道促进房水流出。④复方制剂，代表药物有拉坦噻吗、曲伏噻吗、贝美素噻吗洛尔、布林佐胺噻吗洛尔。因此，本题的正确答案为A。

2.【试题答案】　C

【试题解析】本题考查要点是"肾素－血管紧张素系统抑制药不良反应"。血管紧张素转化酶抑制剂（ACEI）类药物有卡托普利、福辛普利、贝那普利、依那普利、雷米普利、赖诺普利、培哚普利。ACEI类药物最常见不良反应为干咳，多见于用药初期，症状较轻者可坚持服药，不能耐受者可改用ARB类。因此，本题的正确答案为C。

3.【试题答案】　C

【试题解析】本题考查要点是"钙剂典型不良反应"。钙剂典型不良反应：①常见嗳气、便秘、腹部不适等。②偶见高钙血症、碱中毒，大剂量服用或用药过量可出现高钙血症，表现为畏食、恶心、呕吐、便秘、腹痛、肌无力、心律失常。因此，本题的正确答案为C。

4. 【试题答案】 D

【试题解析】本题考查要点是"散瞳类药物"。散瞳类药物包括不同浓度的阿托品、托吡卡胺、复方托吡卡胺滴眼液等，多用于屈光检查、治疗虹膜－睫状体炎、解除调节痉挛治疗假性近视、治疗恶性青光眼等。因此，本题的正确答案为D。

5. 【试题答案】 B

【试题解析】本题考查要点是"β受体阻断剂"。普萘洛尔与利血平合用，可导致体位性低血压、心动过缓头晕、晕厥。与单胺氧化酶抑制剂合用，可致极度低血压。因此，本题的正确答案为B。

6. 【试题答案】 A

【试题解析】本题考查要点是"溶栓药（溶栓酶）"。阿替普酶十分常见的不良反应是出血，如血管损伤处出血（如血肿）、注射部位处出血、颅内出血、呼吸道出血、胃肠道出血、皮肤瘀斑、泌尿生殖道出血（如血尿、泌尿道的出血）。其他很常见的不良反应有血压下降、再生障碍性缺血/心绞痛、低血压和心力衰竭/肺水肿、再灌注后心律失常。常见不良反应有恶心、呕吐、心脏停搏、心源性休克和再梗死等。因此，本题的正确答案为A。

7. 【试题答案】 D

【试题解析】由于磺胺药可与胆红素竞争在血浆蛋白上的结合部位，而新生儿的乙酰转移酶系统未发育完善，磺胺游离血药浓度增高，以致增加了核黄疸发生的危险性，因此该类药物在新生儿及2个月以下婴儿的应用属禁忌。因此，本题的正确答案为D。

8. 【试题答案】 A

【试题解析】本题考查要点是"阿托品的适应证"。阿托品的适应证：①各种内脏绞痛，如胃肠绞痛及膀胱刺激症状。对胆绞痛、肾绞痛的疗效较差。②全身麻醉前给药，严重盗汗和流涎症。③迷走神经过度兴奋所致的窦房阻滞、房室阻滞等缓慢性的心律失常。④抗休克。⑤解救有机磷酸酯类农药中毒。颠茄的适应证：胃及十二指肠溃疡，胃肠道、肾、胆绞痛等。因此，本题的正确答案为A。

9. 【试题答案】 B

【试题解析】本题考查要点是"胰岛素的典型不良反应"。胰岛素的典型不良反应有低血糖反应，一般于注射后发生，首先出现心慌、出汗，并有面色苍白、饥饿感、虚弱、震颤、反应迟钝、视力或听力异常、意识障碍、头痛、眩晕、抑郁、心悸、言语障碍、运动失调，甚至昏迷。过敏反应表现有荨麻疹、紫癜、低血压、血管神经性水肿、支气管痉挛，甚至过敏性休克或死亡；局部反应表现为注射部位红肿、灼热、痛痒、皮疹、水疱或皮下硬结。使用纯度不高的动物胰岛素易出现注射部位皮下脂肪萎缩，可能是由于胰岛素中的大分子物质产生的免疫刺激引起的一种过敏反应。改用高纯度人胰岛素后可使局部脂肪萎缩恢复正常。因此，本题的正确答案为B。

10. 【试题答案】 B

【试题解析】本题考查要点是"抗痛风药"。别嘌醇用于血尿酸和24小时尿尿酸过多，或有痛风石、泌尿系结石及不宜用促尿酸排出药者。因此，本题的正确答案为B。

11. 【试题答案】　B

【试题解析】本题考查要点是"干扰转录过程和阻止 RNA 合成的药物（作用于核酸转录药物）"。多柔比星与柔红霉素、长春新碱和放线菌素 D 呈现交叉耐药性；与甲氨蝶呤、氟尿嘧啶、阿糖胞苷、氮芥、丝裂霉素、博来霉素、环磷酰胺以及亚硝脲等则不呈现交叉耐药性，且与环磷酰胺、氟尿嘧啶、甲氨蝶呤、达卡巴嗪、顺铂、亚硝脲类药物合用具有良好的协同作用。因此，本题的正确答案为 B。

12. 【试题答案】　B

【试题解析】本题考查要点是"喹诺酮类抗菌药物"。环丙沙星对需氧革兰阴性杆菌抗菌活性尤其高，对下列细菌具良好体外抗菌作用：肠杆菌科细菌，包括柠檬酸杆菌属、阴沟肠杆菌、产气肠杆菌、大肠埃希菌、克雷伯菌属、变形杆菌属、沙门菌属、志贺菌、弧菌属、耶尔森菌等。对产酶流感嗜血杆菌和莫拉菌属均有高度抗菌活性。本品对铜绿假单胞菌属的大多数菌株具良好抗菌作用，对甲氧西林敏感葡萄球菌具抗菌活性，对肺炎链球菌、溶血性链球菌和粪肠球菌仅具中等抗菌活性。本品尚对沙眼衣原体、支原体、军团菌有良好抗微生物作用，对结核分枝杆菌和非典型分枝杆菌亦有抗菌活性。本品对厌氧菌抗菌作用差。近年来细菌对喹诺酮类耐药性明显增高，尤以大肠埃希菌为著，耐药率可达 50% 以上。不同喹诺酮类品种间呈交叉耐药。因此，本题的正确答案为 B。

13. 【试题答案】　D

【试题解析】本题考查要点是"吡咯类药物"。氟康唑具广谱抗菌作用，对多数新型隐球菌分离株具抗菌作用；通常对念珠菌属中的白念珠菌、热带念珠菌和近平滑念珠菌具抗菌作用。因此，本题的正确答案为 D。

14. 【试题答案】　B

【试题解析】本题考查要点是"皮肤寄生虫与感染治疗药"。常见的治疗疥疮药物有林旦、克罗米通、苯甲酸苄酯、硫黄。因此，本题的正确答案为 B。

15. 【试题答案】　D

【试题解析】本题考查要点是"抗真菌药"。棘白菌素类抗真菌药如卡泊芬净、米卡芬净、阿尼芬净，具广谱抗真菌活性，对耐氟康唑及两性霉素 B 的念珠菌属、曲霉属、组织胞浆菌属、芽生菌属、球孢子菌属等均具较好的活性，但对隐球菌作用差。因此，本题的正确答案为 D。

16. 【试题答案】　E

【试题解析】本题考查要点是"高三尖杉酯碱的作用特点"。三尖杉酯碱和高三尖杉酯碱是从三尖杉属植物的枝、叶和树皮中提取的生物碱，可抑制蛋白质合成的起始阶段，并使核糖体分解，释出新生肽链，但对 mRNA 或 tRNA 与核糖体的结合无抑制作用，属细胞周期非特异性药物，对 S 期细胞作用明显。因此，本题的正确答案为 E。

17. 【试题答案】　A

【试题解析】本题考查要点是"抗心律失常药的分类"。作用于钠通道的药物（第 I 类）可以细分为三类，属于 Ia 类的奎尼丁、普鲁卡因胺，属于 Ib 类的利多卡因、苯妥英钠、美西律和属于 Ic 类的普罗帕酮和氟卡尼等。因此,本题的正确答案为 A。

18. 【试题答案】　A

【试题解析】本题考查要点是"鼻黏膜保护药"。复方薄荷脑滴鼻液(薄荷与樟脑等配成液体石蜡溶液)有抑菌、抑制痛觉神经和刺激腺体分泌作用。因此,本题的正确答案为 A。

19. 【试题答案】　A

【试题解析】本题考查要点是"抗早产药"。利托君为肾上腺素 $β_2$ 受体激动剂,可激动子宫平滑肌中的 $β_2$ 受体,抑制子宫平滑肌的收缩频率和强度,减少子宫的活动而延长妊娠期。同时由于其可使腺苷酸环化酶的活性增强(cAMP 增多)而产生保胎作用。因此,本题的正确答案为 A。

20. 【试题答案】　A

【试题解析】奥司他韦用于防治流感,在流感症状开始(理想状态为 36 小时内)就应开始治疗。因此,本题的正确答案为 A。

21. 【试题答案】　C

【试题解析】本题考查要点是"止泻药"。一般情况下,由于抑制肠蠕动可能导致肠梗阻、巨结肠和中毒性巨结肠时,不应使用洛哌丁胺。如发生便秘、腹胀和肠梗阻,应立即停用洛哌丁胺。盐酸洛哌丁胺胶囊禁用于 2 岁以下的患儿。因此,本题的正确答案为 C。

22. 【试题答案】　A

【试题解析】本题考查要点是"奎尼丁的临床用药评价"。奎尼丁主要用于房颤与心房扑动(房扑)的复律、复律后窦性节律的维持和危及生命的室性心律失常。因此,本题的正确答案为 A。

23. 【试题答案】　B

【试题解析】本题考查要点是"血小板糖蛋白(GP)Ⅱb/Ⅲa 受体阻断剂"。血小板糖蛋白(GP)Ⅱb/Ⅲa 受体阻断剂与纤维蛋白原的结合,是多种血小板激活剂导致血小板聚集过程中的最后共同途径。GP Ⅱb/Ⅲa 拮抗剂通过与 GP Ⅱb/Ⅲa 受体结合,抑制血小板聚集,是目前最强的抗血小板药物。GP Ⅱb/Ⅲa 拮抗剂根据化学结构不同可分为三类:①单克隆抗体,Ab-ciximab(阿昔单抗,国内未上市)。②肽类抑制剂,Eptifibatide(依替巴肽)。③非肽类抑制剂,Tirofiban(替罗非班)。因此,本题的正确答案为 B。

24. 【试题答案】　C

【试题解析】本题考查要点是"螺内酯的禁忌"。螺内酯禁用于高钾血症、严重肝肾功能不全者。因此,本题的正确答案为 C。

25. 【试题答案】　E

【试题解析】本题考查要点是"氟喹诺酮类抗菌药物"。喹诺酮类抗菌药物常见胃肠道反应(3%~4%):恶心、呕吐、不适、疼痛等;中枢神经系统症状(2%):头痛、头晕、睡眠不良等,并可致精神症状;过敏反应(0.5%~1.0%):皮疹、瘙痒、颜面或皮肤潮红等;视觉紊乱:双视、色视;光敏反应:Stevens-Johnson 及 Lyell 综合征;肝肾损害:有

0.8%~4.3%患者可出现肝肾损害。因此，本题的正确答案为E。

26. 【试题答案】 D

【试题解析】本题考查要点是"乳酸钠适应证"。乳酸钠用于代谢性酸中毒，碱化体液或尿液；用于高钾血症或普鲁卡因胺引起的心律失常伴有酸血症者。因此，本题的正确答案为D。

27. 【试题答案】 A

【试题解析】本题考查要点是"β-内酰胺类抗菌药物"。氨曲南具有低毒、与青霉素类及头孢菌素类无交叉过敏等优点，故可用于对青霉素类、头孢菌素类过敏的患者。氨曲南在结构上与头孢他啶有相似之处，因此对头孢他啶严重过敏者应谨慎使用。氨曲南不能渗入脑脊液，不能用于治疗脑膜炎。因此，本题的正确答案为A。

28. 【试题答案】 D

【试题解析】本题考查要点是"万古霉素"。万古霉素的适应证：①耐药革兰阳性菌所致严重感染，特别是甲氧西林耐药葡萄球菌属（MRSA及MRCNS）、肠球菌属及青霉素耐药肺炎链球菌所致败血症、心内膜炎、脑膜炎、肺炎、骨髓炎等；②中性粒细胞减少或缺乏症合并革兰阳性菌感染患者；③青霉素过敏或经其他抗生素治疗无效的严重革兰阳性菌感染患者；④口服万古霉素可用于经甲硝唑治疗无效的艰难梭菌所致假膜性肠炎患者。因此，本题的正确答案为D。

29. 【试题答案】 D

【试题解析】本题考查要点是"普通肝素和低分子肝素的优缺点"。低分子肝素皮下给药时，生物利用度高于普通肝素，接近100%，选项A正确。肝素起效和失效快，可根据需要更加灵活地调整剂量或停药，选项B正确。低分子肝素抗凝作用持续时间较长，因此可以一日仅给药1次或2次，且可在门诊给药，选项C正确。低分子肝素硫酸鱼精蛋白不太容易使LMWH失活，选项D错误。与普通肝素相比，低分子肝素给药相对容易且不会通过胎盘，因此其为妊娠期首选的抗凝药，选项E正确。因此，本题的正确答案为D。

30. 【试题答案】 A

【试题解析】本题考查要点是"硝基呋喃类抗菌药物的不良反应"。呋喃妥因的不良反应以消化道反应最为常见，表现为恶心、呕吐、纳差和腹泻等。偶见伴随急性肺部症状的高敏反应：发热、咳嗽；伴有浸润和嗜酸粒细胞增多的呼吸困难，可在服药后几小时内或几周内发生；狼疮样反应；皮疹。长期使用导致肺纤维化。因此，本题的正确答案为A。

31. 【试题答案】 C

【试题解析】本题考查要点是"成人口服甲硝唑的用法与用量"。甲硝唑成人口服常用剂量：①敏感的厌氧菌感染：口服或静脉给药，1次7.5mg/kg，每6~8小时给药1次。②难辨梭状芽孢杆菌引起的肠炎：口服给药，1次500mg，1日4次，治疗10~14日。③细菌性阴道病：口服，1次500mg，1日2次，治疗7日。④滴虫病：单剂量2g顿服或口服给药，1次500mg，1日2次，治疗7日。⑤阿米巴病：口服给药，1次750mg，每8小时给药1次，治疗5~10日。⑥贾第虫病：口服给药，1次400mg，每8小时给药1次，治疗5~10日。因此，本题的正确答案为C。

32.【试题答案】　E

【试题解析】　本题考查要点是"磺胺嘧啶的适应证"。磺胺嘧啶的临床适应证同磺胺甲噁唑。由于中国奈瑟球菌脑膜炎的病原菌多为A组,大多对本品敏感,脑脊液内药物浓度又高,故可作为治疗普通型奈瑟球菌脑膜炎的选用药物,也可作为易感者的预防用药。本品在尿液中溶解度低,出现结晶尿机会增多,故不推荐用于尿路感染的治疗。因此,本题的正确答案为E。

33.【试题答案】　E

【试题解析】　本题考查要点是"干扰核酸生物合成的药物（抗代谢药）"。甲氨蝶呤临床应用禁忌:对甲氨蝶呤或本品中任一成分有已知过敏症的患者;有严重肝肾功能不全的患者;有酒精中毒或酒精性肝病的患者;有明显的或实验室检查证实的免疫缺陷综合征患者;已存在血液系统损伤的患者,如骨髓发育不全、白细胞计数减少、血小板计数减少或贫血;有严重急性或慢性感染的患者;有消化性溃疡病或溃疡性结肠炎的银屑病患者;甲氨蝶呤治疗过程中不可接种活疫苗;接受中枢神经系统放疗的患者不应同时接受甲氨蝶呤鞘内注射。因此,本题的正确答案为E。

34.【试题答案】　B

【试题解析】　本题考查要点是"丙烯胺类抗真菌药"。丙烯胺类抗真菌药包括萘替芬和特比萘芬,为角鲨烯环氧酶的非竞争性、可逆性抑制剂。因此,本题的正确答案为B。

35.【试题答案】　B

【试题解析】　本题考查要点是"抗真菌药物相互作用"。氟胞嘧啶治疗播散性真菌病时通常与两性霉素B联合应用,因单独应用时易致真菌耐药性的发生。因此,本题的正确答案为B。

36.【试题答案】　A

【考点提示】　本题考查要点是"直接影响DNA结构和功能的药物"。奥沙利铂引起恶心、呕吐、肾毒性、耳毒性、骨髓抑制均较轻,但神经毒性强。奥沙利铂的神经毒性（包括感觉周围神经病）是剂量依赖性的,累积量超过$800mg/m^2$时,部分患者可导致永久性感觉异常和功能障碍。因此,本题的正确答案为A。

37.【试题答案】　B

【试题解析】　本题考查要点是"丙烯胺类抗皮肤真菌的代表药"。丙烯胺类抗皮肤真菌药包括萘替芬和特比萘芬。选项A与选项C均属于唑类抗真菌药。选项D与选项E均属于棘白菌素类抗真菌药。因此,本题的正确答案为B。

38.【试题答案】　B

【试题解析】　本题考查要点是"特比萘芬的临床用途"。特比萘芬临床外用治疗由皮肤癣菌所致的浅表皮肤真菌感染,还可用于头癣、白念珠菌等所致的皮肤念珠菌感染和念珠菌性外阴阴道炎。因此,本题的正确答案为B。

39.【试题答案】　A

【试题解析】　本题考查要点是"酸碱平衡调节药"。乳酸钠临床用于代谢性酸中毒,碱化体液或尿液；用于高钾血症或普鲁卡因胺引起的心律失常伴有酸血症者。因此，本题的正确答案为 A。

40.【试题答案】 D

【试题解析】本题考查要点是"他汀类药物"。各种他汀类药物都可能引起肌肉无力、肌肉疼痛、肌酸激酶（CK）值升高或横纹肌溶解等肌病。因此，监测他汀类药物所致肌毒性的临床指标是肌酸激酶（CK）。因此，本题的正确答案为 D。

二、配伍选择题

41~45.【试题答案】 E、D、A、C、B

【试题解析】本组题考查要点是"抗心律失常药"。胺碘酮适用于室上性和室性心律失常的治疗，可用于器质性心脏病、心功能不全者，促心律失常反应少。奎尼丁典型不良反应为尖端扭转型室速、胃肠道不适、房室结传导加快。普鲁卡因胺用于室上性和室性心律失常的治疗，也用于预激综合征房颤合并快速心率，或鉴别不清室性或室上性来源的宽 QRS 心动过速。美西律主要用于室性期前收缩及室性心动过速、心室纤颤及急性心肌梗死或洋地黄所致心律失常，可长期口服。普罗帕酮典型不良反应为室速、充血性心力衰竭、房室结传导加快（转变成房扑）。

46~49.【试题答案】 A、C、B、E

【试题解析】本组题考查要点是"直接影响 DNA 结构和功能的药物"。噻替哌对酸不稳定，不能口服，且在胃肠道中吸收较差，必须静脉或肌内注射。替莫唑胺主要用于多形性胶质母细胞瘤或间变性星形细胞瘤。选用司莫司汀进行化疗时，应避免同时联合其他对骨髓功能抑制较强的药物。顺铂与氯霉素、呋塞米或依他尼酸合用，可增加本品的耳毒性。

50~51.【试题答案】 E、D

【试题解析】本组题考查要点是"破坏 DNA 的抗生素类抗肿瘤药"。丝裂霉素与他莫昔芬合用，可增加溶血性尿毒症的发生危险。对于非霍奇金淋巴瘤，用博来霉素与其他细胞毒药物（甲氨蝶呤、多柔比星、环磷酰胺、长春新碱和地塞米松）联合使用可发生急性可逆性肺部反应风险增大，故应谨慎和严密监测。

52~53.【试题答案】 A、B

【试题解析】本组题考查要点是"干扰核酸生物合成的药物（抗代谢药）"。氟尿嘧啶用药期间不宜饮酒或同用阿司匹林类药，以减少消化道出血的可能。甲氨蝶呤为抗叶酸类抗肿瘤药，与具有抗叶酸作用的氨苯蝶啶、乙胺嘧啶等药物同用，可使甲氨蝶呤的毒副作用增加。

54~58.【试题答案】 B、A、D、C、E

【试题解析】本组题考查要点是"抗真菌药、皮肤真菌感染治疗药"。常用抗真菌药可分为：①多烯类，如两性霉素 B；②吡咯类，如咪唑类（酮康唑）、三唑类（氟康唑、伏立康唑、泊沙康唑、艾沙康唑、伊曲康唑）等；③棘白菌素类，如卡泊芬净、米卡芬净和阿尼芬净；④其他，如氟胞嘧啶。丙烯胺类抗皮肤真菌药包括萘替芬、特比萘芬。

59~60.【试题答案】 C、B

【试题解析】本组题考查要点是"镇痛药"。阿片类镇痛药与抗胆碱药尤其是阿托品合用，不仅能加重便秘，还可增加麻痹性肠梗阻和尿潴留危险。曲马多与单胺氧化酶抑制药合用，可引起躁狂、昏迷、惊厥，甚至严重的呼吸抑制，导致死亡。

61~63.【试题答案】 C、E、D

【试题解析】本组题考查要点是"抗高血压药"。血管紧张素转化酶抑制剂（ACEI）类抗高血药物（如卡托普利、依那普利、贝那普利等）最常见不良反应为干咳，多见于用药初期，症状较轻者可坚持服药，不能耐受者可改用血管紧张素Ⅱ受体阻断剂（ARB）类。嗜铬细胞瘤、冠心病、溶血性贫血、有抑郁史、肝肾功能不全者慎用甲基多巴。肾功能不全而应用硝普钠超过48~72小时者，每日须测定血浆中氰化物或硫氰酸盐，保持硫氰酸盐不超过100μg/mL。

64~65.【试题答案】 A、B

【试题解析】本组题考查要点是"维生素"。维生素B_1与抗酸药碳酸氢钠、枸橼酸钠等合用，可使维生素发生变质和破坏。维生素B_2与甲状腺素、促胃肠动力药甲氧氯普胺合用，可减少维生素的吸收。

66~67.【试题答案】 C、D

【试题解析】本组题考查要点是"头孢菌素类抗菌药物分类"。第一代头孢菌素代表药物有头孢唑林、头孢拉定、头孢氨苄、头孢羟氨苄，头孢唑林常用于预防术后切口感染。第三代头孢菌素代表药物有头孢他啶、头孢哌酮、头孢噻肟、头孢曲松（能进入中枢，每天1次给药）、头孢克肟、头孢泊肟酯。

68~71.【试题答案】 B、A、C、D

【试题解析】本组题考查要点是"抑制骨吸收的药"。依替膦酸二钠具有双向作用，小剂量（1日5mg/kg）时抑制骨吸收，大剂量（1日20mg/kg）时抑制骨形成。对体内磷酸钙有较强的亲和力，能抑制人体异常钙化和过量骨吸收，减轻骨痛。唑来膦酸主要作用为抑制骨吸收，诱导破骨细胞凋亡，还可通过与骨的结合阻断破骨细胞对矿化骨和软骨的吸收。帕米膦酸二钠是第二代钙代谢调节药，对磷酸钙有很强的亲和性，能抑制人体异常钙化和过量骨吸收，减轻骨痛，降低血清碱性磷酸酶和尿羟脯氨酸的浓度。阿仑膦酸钠是第三代氨基二膦酸盐类骨代谢调节剂，其抗骨吸收作用较依替膦酸二钠强1000倍，并且没有骨矿化抑制作用。

72~75.【试题答案】 B、C、A、D

【试题解析】本组题考查要点是"内分泌系统疾病用药"。甲泼尼龙的适应证：血管炎，哮喘发作，严重急性感染，防止癌症化疗引起的呕吐，危重型系统性红斑狼疮，重症多肌炎、皮肌炎；用于器官移植的抗排异反应。泼尼松用于治疗结缔组织病、系统性红斑狼疮、严重的支气管哮喘、皮肌炎、血管炎等过敏性疾病，以及急性白血病、恶性淋巴瘤等病症。甲巯咪唑适应证：①用于轻症和不适宜手术或放射性碘治疗者。②用于甲状腺象的治疗。③用于术前准备，为减少麻醉和术后并发症，防止术后发生甲状腺危象。双膦酸盐用于治疗高钙血症时，应注意补充液体，使一日尿量达2000mL以上。

76~79.【试题答案】 C、A、B、D

【试题解析】本组题考查要点是"抗痛风药"。秋水仙碱用于痛风的急性期、痛风性关节炎急性发作和预防。苯溴马隆适用于原发性和继发性高尿酸血症、各种原因引起的痛风以及痛风性关节炎非急性发作期。别嘌醇适应证：①原发性和继发性高尿酸血症，尤其是尿酸生成过多而引起的高尿酸血症；②反复发作或慢性痛风者；③痛风石；④尿酸性肾结石和（或）尿酸性肾病；⑤有肾功能不全的高尿酸血症。

80~83.【试题答案】 D、A、A、D

【试题解析】本组题考查要点是"胰岛素和胰岛素类似物"。①短效胰岛素：目前主要有动物来源和重组人胰岛素来源两种。外观为无色透明溶液，可在病情紧急情况下静脉输注，又称为普通胰岛素、常规胰岛素、中性胰岛素。②速效胰岛素类似物：利用重组 DNA 技术，通过对人胰岛素的氨基酸序列进行修饰生成的、具有胰岛素功能、可模拟正常胰岛素分泌时相和作用的一类物质。目前已经用于临床的有门冬胰岛素、赖脯胰岛素，其优点是和常规胰岛素相比，皮下注射吸收较人胰岛素快，起效迅速，持续时间短，能更加有效地控制餐后血糖。此外，用药时间较短效胰岛素灵活，即便是临近餐前或餐后立刻给药也可以迅速达到有效的降血糖效果。③长效胰岛素：常见的有低精蛋白锌胰岛素、精蛋白锌胰岛素。甘精胰岛素和地特胰岛素利用重组 DNA 技术延长了胰岛素的治疗时效。长效胰岛素及长效胰岛素类似物降低血糖的时效性长，适用于做基础胰岛素，维持基础血糖的稳定。④预混胰岛素：即"双时相胰岛素"，是指含有两种不同时效的胰岛素混合物，可同时具有短效和长效胰岛素的作用。

84~86.【试题答案】 B、C、A

【试题解析】本组题考查要点是"调节血脂药"。主要降三酰甘油的药物是贝丁酸类药（非诺贝特、吉非贝齐）。克拉霉素是肝药酶抑制剂，抑制 CYP3A4，辛伐他汀经过 CYP3A4 代谢，导致浓度升高，不良反应增加。依折麦布用于原发性高胆固醇血症、纯合子家族性高胆固醇血症、纯合子谷甾醇血症。患者的 ALT 升至 120U/L 需要停止他汀类药物，选项中能降低低密度脂蛋白的只有依折麦布。

87~88.【试题答案】 A、C

【试题解析】本组题考查要点是"平喘药"。白三烯调节剂代表药物为孟鲁司特。M 胆碱受体阻断剂代表药物为异丙托溴铵、噻托溴铵。

89~90.【试题答案】 C、B

【试题解析】本组题考查要点是"抗真菌药"。两性霉素 B 需缓慢避光静脉滴注，每次滴注时间需 6 小时或更长，制成脂质体剂型可降低肾毒性。氟胞嘧啶治疗播散性真菌病时通常与两性霉素 B 联合应用，因单独应用时易致真菌耐药性的发生。

91~92.【试题答案】 D、B

【试题解析】本组题考查要点是"抗前列腺增生症药"。目前使用的第二代 α_1 受体阻断药有特拉唑嗪、多沙唑嗪和阿夫唑嗪。5α 还原酶抑制剂有非那雄胺、度他雄胺和依立雄胺。

93~95.【试题答案】 B、A、D

【试题解析】本组题考查要点是"女性避孕药"。复方己酸羟孕酮注射液、复方庚酸炔诺酮注射液均为每月一次的避孕药。左炔诺孕酮单方制剂用作紧急避孕药，即在无防护措施或其他避孕方法偶然失误时使用。米非司酮与前列腺素药物序贯合并使用，可用于终止停经

49日内的妊娠。

96～98.【试题答案】　D、A、C

【试题解析】本组题考查要点是"调解体内激素平衡的药物"。抗雌激素类药分为雌激素受体阻断剂和芳香氨酶抑制剂。雌激素受体阻断剂主要包括他莫昔芬和托瑞米芬。抗雄激素类药的代表药为氟他胺。该药是一种非甾体的雄激素拮抗剂，适用于晚期前列腺癌患者。芳香氨酶抑制剂主要包括来曲唑和阿那曲唑。

99～100.【试题答案】　C、D

【试题解析】本组题考查要点是"镇咳药"。中枢性镇咳药（可待因、福尔可定、喷托维林、右美沙芬）重复使用可产生耐药性，久用有成瘾性，常用量所引起的依赖性比吗啡类药物弱。苯丙哌林兼具中枢性及外周性镇咳作用，并具有罂粟碱样平滑肌解痉作用。

三、综合分析选择题

101.【试题答案】　C

【试题解析】本题考查要点是"甲状腺激素类药和抗甲状腺药"。甲巯咪唑服后由胃肠道迅速吸收，吸收率70%～80%，广泛分布于全身，但浓集于甲状腺，在血液中不与蛋白质结合，$t_{1/2}$约为3小时，其生物学效应能持续相当长时间。甲巯咪唑及其代谢物75%～80%经尿液排泄，易通过胎盘屏障并能经乳汁分泌。甲巯咪唑作用较丙硫氧嘧啶强，且奏效快而代谢慢，维持时间较长。因此，本题的正确答案为C。

102.【试题答案】　C

【试题解析】本题考查要点是"抗高血压药"。普萘洛尔可用于控制甲状腺功能亢进症的心率过快，也可用于治疗甲状腺危象。因此，本题的正确答案为C。

103.【试题答案】　C

【试题解析】本题考查要点是"甲状腺激素类药和抗甲状腺药"。甲巯咪唑可引起胰岛素自身免疫综合征，诱发产生胰岛素自身抗体，因分泌的胰岛素与胰岛素自身抗体结合不能发挥其生理作用，于是血糖升高进一步刺激胰岛细胞分泌胰岛素，胰岛素又继续与抗体相结合，使血清中有大量与胰岛素自身抗体结合的胰岛素，但与抗体结合的胰岛素极易解离，在进食后血糖高峰过后，胰岛素逐渐解离，而导致高游离胰岛素血症诱发低血糖反应。因此，本题的正确答案为C。

104.【试题答案】　B

【试题解析】本题考查要点是"亚胺培南西司他丁的临床应用注意事项"。对青霉素类及头孢菌素类过敏者可能对亚胺培南产生交叉过敏反应，因此在应用亚胺培南西司他丁前须仔细询问患者对青霉素类、头孢菌素类及其他β-内酰胺类药物的过敏史，有过敏性休克史者禁用亚胺培南西司他丁；如过敏反应不属过敏性休克，而患者又有明确指征需用亚胺培南西司他丁时，可在严密观察下慎用。由于亚胺培南西司他丁可致抽搐、肌阵挛等中枢神经系统不良反应，在使用剂量超过推荐剂量、有癫痫等中枢神经系统基础疾病、原有肾功能损害但未减量应用的情况下尤易发生。因此，原有中枢神经系统疾病患者宜避免应用；确有指征需要使用时，应在严密观察下慎用。肾功能减退者需根据其内生肌酐清除率减量应用。亚胺培南西司他丁的不良反应：①本品静脉滴注过快可出现头晕、出汗、全身乏力、恶心、呕吐等反应，此时需减慢滴注速度，如减慢滴注速度后症状仍不消失，则需停用本品。②中枢神经系统不良反应如头晕、抽搐、肌阵挛及精神症状。据报道抽搐的发生率为1.5%~2%，主要发生于亚胺培南一日用量2g以上，既往有抽搐病史及肾功能减退者。当出现抽搐等中枢神经系统症状时需停用亚胺培南并给予抗惊厥药物如苯妥英或地西泮治疗。③二重感染如假膜性肠炎、口腔白色念珠菌感染。假膜性结肠炎患者可出现严重腹痛、腹部痉挛、严重腹泻伴水样便或血便及发热。④其他：如皮疹、皮肤瘙痒、发热等过敏反应；血栓性静脉炎，注射部位疼痛；恶心、呕吐、腹泻等胃肠道反应亦较多见。⑤血清丙氨酸氨基转移酶（ALT）、天门冬氨酸氨基转移酶（AST）、碱性磷酸酶、乳酸脱氢酶、胆红素、尿素氮、肌酐等一过性上升。患者使用亚胺培南西司他丁期间的注意事项不包括选项B。因此，本题的正确答案为B。

105.【试题答案】 A

【试题解析】本题考查要点是"氟康唑的临床应用"。氟康唑具广谱抗菌作用，对多数新型隐球菌分离株具抗菌作用；通常对念珠菌属中的白念珠菌、热带念珠菌和近平滑念珠菌具抗菌作用，对吉列蒙念珠菌作用较弱，光滑念珠菌对本品呈剂量依赖性敏感，克柔念珠菌通常耐药；曲霉属对本品耐药。因此，选项A的叙述不正确。氟康唑抗真菌谱广，体内分布好，胃肠道反应少，肝毒性少。因此，本题的正确答案为A。

106.【试题答案】 B

【试题解析】本题考查要点是"氟康唑的抗菌谱"。参见上一题解析。因此，本题的正确答案为B。

107.【试题答案】 A

【试题解析】本题考查要点是"氟康唑的注意事项"。氟康唑不良反应主要为胃肠道反应。偶有患者使用氟康唑后出现严重肝毒性，包括致死性肝毒性，主要发生在有严重基础疾病或情况者。尚未观察到肝毒性与每日剂量、疗程、性别和年龄有关。停用本品后，肝毒性通常为可逆性。氟康唑使用过程中肝功能异常的患者，应密切监测有无更严重的肝损害发生。如患者的临床症状和体征提示出现了与使用药物相关的肝损害，应停用氟康唑。氟康唑过量可发生幻觉和兴奋性偏执行为，可予以洗胃、利尿及支持对症处理。因此，本题的正确答案为A。

108.【试题答案】 A

【试题解析】本题考查要点是"抗心绞痛药"。普利类和他汀类药物对硝酸甘油无影响，均是心脑血管保护药物。因此，本题的正确答案为A。

109.【试题答案】 A

【试题解析】本题考查要点是"抗高血压药"。β受体阻断剂可抑制心肌重构，改善临床左室功能，进一步降低总死亡率、降低心脏猝死率。因此，所有慢性收缩性心力衰竭、心功能Ⅰ~Ⅲ级的患者都必须使用。因此，本题的正确答案为A。

110.【试题答案】 C

【试题解析】本题考查要点是"利尿药"。呋塞米、托拉塞米、布美他尼作为一类强效利尿药适用于大部分心力衰竭患者,特别适用于有明显液体潴留或伴肾功能受损的患者。因此,本题的正确答案为 C。

四、多项选择题

111.【试题答案】 ABCD

【试题解析】本题考查要点是"抗心绞痛药"。单硝酸异山梨酯用于冠心病的长期治疗,心绞痛的预防,心肌梗死后持续心绞痛的治疗,与洋地黄、利尿剂联合治疗慢性心功能衰竭。因此,本题的正确答案为 ABCD。

112.【试题答案】 ADE

【试题解析】本题考查要点是"β受体阻断剂的分类"。选择性 $β_1$ 受体阻断剂,如比索洛尔、美托洛尔和阿替洛尔。因此,本题的正确答案为 ADE。

113.【试题答案】 BCD

【试题解析】本题考查要点是"降血糖药物"。①格列吡嗪、格列本脲、格列齐特及格列美脲是第二代磺酰脲类药物。②磺酰脲类药如使用不当可致低血糖。③对轻中度肾功能不全者,宜选用格列喹酮。④应激状态如发热昏迷、感染和外科手术时,口服降糖药必须换成胰岛素治疗。因此,本题的正确答案为 BCD。

114.【试题答案】 ABC

【试题解析】本题考查要点是"抗心律失常药"。奎尼丁的典型不良反应为尖端扭转型室速、胃肠道不适、房室结传导加快。因此,本题的正确答案为 ABC。

115.【试题答案】 ABCDE

【试题解析】本题考查要点是"肠外营养药"。中/长链脂肪乳注射液临床应用禁忌:①对本品任何成分或辅料过敏者。②严重高脂血症、严重肝功能不全、严重凝血功能异常、严重肾功能不全、急性休克者。③人体处于不稳定状态者(如严重创伤后状态、失代偿性糖尿病、急性心肌梗死、中风、栓塞、代谢性酸中毒、严重脓毒症、低渗性脱水)。④存在输液禁忌者:急性肺水肿、水潴留、失代偿性心功能不全。因此,本题的正确答案为 ABCDE。

116.【试题答案】 ABCDE

【试题解析】本题考查要点是"女性激素类"。地屈孕酮的适应证:①痛经。②子宫内膜异位症。③继发性闭经。④月经周期不规则。⑤功能失调性子宫出血。⑥经前期紧张综合征。⑦孕激素缺乏所致先兆流产或习惯性流产。⑧黄体功能不全所致不孕症。因此,本题的正确答案为 ABCDE。

117.【试题答案】 BCD

【试题解析】本题考查要点是"女性避孕药"。我国常用的女性避孕药中:①短效口服避孕药有左炔诺孕酮、炔诺酮、甲地孕酮、炔诺孕酮等孕激素,与炔雌醇组成各种复方制剂。去氧孕烯和孕二烯酮无雄激素作用,已被广泛应用。②长效避孕药有羟孕酮、庚酸炔诺酮。因此,本题的正确答案为 BCD。

118. 【试题答案】 ABCDE

【试题解析】本题考查要点是"莫西沙星的临床应用注意"。莫西沙星严重不良反应有主动脉瘤或夹层、Q-T间期延长（0.1%~1%）、尖端扭转型室性心动过速。皮疹（0.1%~1%）、Stevens-Johnson综合征、中毒性表皮坏死松解症、高血糖症（0.1%~1%）、低血糖、艰难梭菌性腹泻、粒细胞缺乏症、再生障碍性贫血、溶血性贫血、全血细胞减少症、血小板减少症（0.1%~1%）、肝坏死、肝炎、肝衰竭、类过敏反应、超敏反应、重症肌无力、肌腱撕裂、肌腱炎、吉兰-巴利综合征、外周神经病变、假性脑瘤、颅内压升高、癫痫发作、视网膜脱落、肾衰竭（0.1%~1%）、外源性过敏性肺泡炎、血清病。因此，本题的正确答案为ABCDE。

119. 【试题答案】 ACE

【试题解析】本题考查要点是"其他β-内酰胺类抗菌药物临床用药评价"。头孢美唑、头孢米诺、拉氧头孢等与利尿剂如呋塞米合用时，可加重肾功能损害。所以，选项A、C、E符合题意。头孢西丁、氨曲南等与丙磺舒合用时可延缓前者排泄，导致血浆药物浓度改变。因此，本题的正确答案为ACE。

120. 【试题答案】 ABC

【试题解析】本题考查要点是"大环内酯类抗菌药物临床用药评价"。红霉素、红霉素酯化物、克拉霉素可抑制肝药酶，与卡马西平、丙戊酸、芬太尼、阿司咪唑、特非那定、西沙必利、环孢素、地高辛、华法林、茶碱类、洛伐他汀、咪达唑仑、三唑仑、麦角胺、双氢麦角胺等合用，可增加上述药的血浆浓度。阿奇霉素可能增强抗凝血药的作用，合并使用时，应严密监测凝血酶原时间。因此，本题的正确答案为ABC。